◆ 四川省新闻出版局重点出版项目资金资助

让我再活六十年

RANGWO ZAIHUO
LIUSHI NIAN 六十年

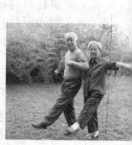

健康小卫士系列丛书二

◆ 策　划　朱辅华

主　编：李　云

编　者：李　云　朱辅华　卿列华

四川大学出版社

责任编辑:朱辅华
特约编辑:许　奕
责任校对:唐明超
封面设计:李金兰
责任印制:王　炜

图书在版编目(CIP)数据

让我再活六十年 / 李云主编. 一成都:四川大学
出版社,2010.7
(健康小卫士系列丛书二)
ISBN 978－7－5614－4919－6

Ⅰ.①让… Ⅱ.①李… Ⅲ.①中年人－保健－普及读
物②老年人－保健－普及读物 Ⅳ.①R161-49

中国版本图书馆 CIP 数据核字(2010)第 131751 号

书名　让我再活六十年

主　　编　李　云
出　　版　四川大学出版社
地　　址　成都市一环路南一段 24 号(610065)
发　　行　四川大学出版社
书　　号　ISBN 978－7－5614－4919－6
印　　刷　郫县犀浦印刷厂
成品尺寸　148 mm×210 mm
印　　张　6
字　　数　119 千字
版　　次　2012 年 4 月第 1 版
印　　次　2015 年 12 月第 2 次印刷
印　　数　9 001～12 000 册
定　　价　13.50 元

◆读者邮购本书,请与本社发行科联系。
　电话:(028)85408408/(028)85401670/
　(028)85408023　邮政编码:610065
◆本社图书如有印装质量问题,请
　寄回出版社调换。
◆网址:http://www.scup.cn

前　言

　　现在，健康问题越来越受到人们的关注。人的一生要想保持良好的健康状态，最好的办法就是健康饮食。饮食能养生治病，亦能伤身致病。饮食合理与否，不仅关系到个人的健康和幸福，也直接影响我国经济发展和全面建设小康社会的宏伟目标。

　　目前，社会上对生命及健康的认识五花八门。但可以肯定的是，我们这一代人在寿命上已经远远超过了我们的祖辈。但是，这种生存期的延长并不能掩盖慢性退行性疾病（如糖尿病、原发性高血压、高脂血症和痛风等疾病）在我们当中日益盛行的事实，也就是人们常说的"富贵病"越来越普遍了。

　　近年来我国经济高速发展，农村城市化进程日益加快，再加上农村人口多，教育水平较低，医疗条件差，自觉保持健康生活方式的意识严重缺乏，即使是高收入人群也同样如此，这样不可避免带来了"富贵病"的流行趋势。因此，我国政府及医学家、营养学家都在呼吁要尽快改变饮食不合理的现状，以控制各种"富贵病"发病率越来越高的趋势。

目前有很多人对不合理饮食所造成的后果有了一定的认识，但对怎样吃才是科学的、合理的还知之甚少，误区也很多。人们迫切需要获得营养保健方面的知识，而这方面的知识又最贴近生活实际，学了就用得上，用了就能获得好处。希望读者能真正把健康的钥匙掌握在自己的手中，愿天下中老年朋友再活六十年！

编　者

2012 年 1 月于成都

主编简介

李　云　四川大学华西公共卫生学院教授、博士生导师，美国加利福尼亚大学（Davis）博士后，营养与食品卫生学博士，儿童与少年卫生学硕士，四川省卫生厅学术带头人，国家药物与食品监督局保健食品审评专家、卫生部健康相关产品审评专家和四川省保健食品 GMP 评审专家，中国食品科学技术学会功能食品分会理事，中国食品科学技术学会营养支持专业委员会委员，四川省营养学会理事。在国内外学术期刊发表论文 30 余篇，部分论文被 SCI、CA 等收录。主编、参编教材及专著数本。

目 录

漫话健康与长寿

健康与长寿的保障

让我再活六十年

饮食带来的风险及其避免措施

中老年人与饮食有关的慢性病及其饮食治疗

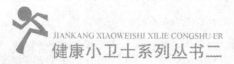

JIANKANG XIAOWEISHI XILIE CONGSHU ER

健康小卫士系列丛书二

让我再活六十年

漫话健康与长寿

● 什么是健康

1989 年世界卫生组织（WHO）对健康作了新的定义，即"健康不仅是没有疾病，而且包括躯体健康、心理健康、社会适应良好和道德健康。"

世界卫生组织对健康的定义细则：

（1）充沛的精力，能从容不迫地担负日常生活和繁重的工作而不感到过分紧张和疲劳。

（2）处世乐观，态度积极，乐于承担责任，事无大小，不挑剔。

（3）善于休息，睡眠良好。

（4）应变能力强，适应外界环境中的各种变化。

（5）能够抵御一般感冒和传染性疾病。

（6）体重适当，身体匀称，站立时头、肩、臂位置协调。

（7）眼睛明亮，反应敏捷，结膜不发炎。

（8）牙齿清洁，无龋病，不疼痛，牙齿颜色正常，无出血现象。

（9）头发有光泽，无头屑。

（10）肌肉丰满，皮肤有弹性。

其中前 4 条为心理健康的内容，后 6 条则为生物学方面（生理、形态）的内容。

● 影响健康的因素

影响健康的主要因素有以下 4 个。

1. 行为和生活方式因素

行为和生活方式因素是指因自身不良行为和生活方式，直接或间接给健康带来的不利影响。如糖尿病、高血压、冠心病、结肠癌、前列腺癌、乳腺癌、肥胖症、性传播疾病、精神性疾病、自杀等均与行为和生活方式有关。

（1）行为：行为是影响健康的重要因素，几乎所有影响健康的因素都与行为有关。例如，吸烟与肺癌、慢性阻塞性肺疾病、缺血性心脏病及其他心血管疾病密切相关。酗酒、吸毒、婚外性行为等不良行为也严重危害人类健康。

（2）生活方式：生活方式和不良行为导致慢性非传染性疾病及性传播疾病迅速增加。近年来我国恶性肿瘤、脑血管疾病和心血管疾病已占总死亡原因的 61%。

据美国调查，只要有效地控制行为危险因素，如不合理饮食、缺乏体育锻炼、吸烟、酗酒和滥用药物等，就能减少 40%～70% 的早死，1/3 的急性残疾，2/3 的慢性残疾。

2. 环境因素

强调人体与自然环境和社会环境的统一，强调健康、环境与人类发展问题不可分割。

（1）自然环境：保持自然环境与人类的和谐，对维护、促进健康有着十分重要的意义。若破坏了人与自然的和谐，人类社会就会遭到大自然的报复。

（2）社会环境：包括社会制度、法律、经济、文化、教育、人口、民族、职业等，社会制度确定了与健康相关的政策、法律、法规等。

3. 生物学因素

生物学因素包括病原微生物、寄生虫、遗传等。遗传还与高血压、糖尿病、肿瘤等疾病的发生有关。

4. 卫生医疗服务

卫生医疗服务指社会卫生医疗设施和制度的完善状况。

在影响健康的 4 个因素中，环境因素起重要作用，其次为生活方式、卫生服务，遗传因素虽影响较小，但一旦出现遗传性疾病则不可逆转。这 4 个因素彼此又相互依存。

● 人到底能活多久

人的寿命与预期寿命是两个概念。寿命是指某一个人能活多久；而预期寿命是指在某一年出生的人群预计平均能活多少年。人类的最长寿命大约是 125 岁或更长。即使人类最常见的死因如癌症、心脏病和脑卒中（俗称中风）等消除了，预期寿命也最多增加 15 年，然后人会因衰老而死亡。1900 年以来，由于医疗水平的提高，人类的平均预期寿命已经增加了 30 年。

根据国家统计局资料，2000 年中国人口平均预期寿命是 71.4 岁，2004 年的平均预期寿命为 71.8 岁，而 1981 年为 67.77 岁，20 年间增加了 4 岁。在新中国成立前，中国人均预期寿命仅有 35 岁。据联合国人口处公布的《世界人口前景：2000 年修订版》，目前发达国家的人均预期寿命为 75 岁，而发展中国家则为 63 岁。这表明中国的人均预期寿命已接近发达国家的水平。中国个别地区已超过发达国家的平均水平，其中男性为 76.71 岁，女性为 80.81 岁。到 2050

让我再活六十年

年，中国人口的平均预期寿命可望达到85岁。

正常人到底能活多少年？不同的学者从不同的视角考察，采用不同的方法所推算出来的年限是不同的。细胞分裂次数与分裂周期测算法认为，人类寿命是其细胞分裂次数与分裂周期的乘积。自胚胎期开始细胞分裂50次以上，分裂周期平均为2.4年，从而推算出人类最高寿命至少是120岁。性成熟期测算法推算，人类的最高自然寿命应是112岁～150岁。生长期测算法推算，人类的自然寿命为100岁～175岁。怀孕期测算法推算，人的自然寿命最高可达167岁。以上方法的推算结果表明，人类正常的自然寿命都应该在100岁以上。

人的寿命主要通过内外两大因素实现。内因是遗传，外因是环境和生活习惯。遗传对寿命的影响，在长寿者身上体现得较突出。一般来说，父母寿命长的，其子女寿命也长。外因也不可忽视。许多研究表明，通往长寿之路的关键还在于个人科学的行为方式和良好的自然环境、社会环境。完全按照健康生活方式生活，可以比一般人多活10年以上。

乐观的技术主义者认为，通过现代科学技术来延长细胞生命是完全可行的。但冷静的保守人士认为，人的生命不是简单的细胞分裂，衰老和长寿是多基因、多层面和多途径的复合原因一起作用的结果。而且人体非常复杂，很难保证用基因改变了这里而另一个地方还能如我们所愿在运转。另外，我们生活的环境大系统更是在人力控制之外。

目前，中国人的平均寿命为72岁，以此为基数，回答下列问题，进行加减，最后就可得出您可能的寿命。

（1）如果您是男性，减 3 岁；女性则加 1 岁。

（2）居住在 100 万人口以上的城市市区，减 2 岁；居住在人口少于 1 万的小镇或农村，加 2 岁。

（3）祖父母或外祖父母中有 1 位活到 85 岁，加 2 岁；4 位祖辈都活到 80 岁，加 6 岁。

（4）父母有 1 人在 50 岁以前死于中风或心脏病，减 4 岁；父母、兄弟姐妹中任何一位 50 岁前得癌症或心脏不正常，或自幼就有糖尿病，减 3 岁。

（5）如果您是一位富翁，减 2 岁。

（6）如果您大学毕业，加 1 岁；65 岁仍在工作，加 3 岁。

（7）如果您有配偶并住在一起，加 5 岁；如果没有，从 25 岁起每独居 10 年，减 1 岁。

（8）如果您常伏案工作，减 3 岁；如果您常从事体力劳动，加 3 岁。

（9）如果您每星期进行球类、游泳、跑步等运动 5 次，加 4 岁；每星期 2 次，加 2 岁。

（10）如果您每晚睡眠超过 10 小时，减 4 岁。

（11）经常紧张、易怒、性急，减 3 岁；感到生活很轻松，工作应付自如，加 3 岁。

（12）如果您常常感到快乐，加 1 岁；经常感到不快，减 2 岁。

（13）如果您去年因一次交通违章受罚，减 1 岁。

（14）如果您抽烟，每天 2 包，减 8 岁；每天 1 包～2 包，减 6 岁；每天 1 包以下，减 3 岁。

（15）如果您每天喝白酒 50 毫升～100 毫升，减 1 岁。

（16）体重超过标准 5 公斤以上，减 2 岁；超过 15 公斤以上，减 4 岁；超过 25 公斤，减 8 岁。

（17）如果您已 40 多岁，每年体格检查 1 次，加 2 岁；40 岁以上女性，每年看妇科 2 次，加 2 岁。

（18）如果您今年 30 岁～40 岁，加 3 岁；40 岁～70 岁，加 5 岁；超过 70 岁，加 6 岁。

您计算出您的大致寿命了吗？如果您算出的结果不令人满意，也不要灰心丧气，从现在做起，改变不良的生活习惯、戒烟、戒酒、正确进行身体锻炼、乐观地生活，您的寿命就会延长。切记生命的钥匙就在您自己手上。

● 什么是衰老

生命与衰老是两个既不相同又有联系的概念。生命的定义是：生物体所具有的生活能力。生命是蛋白质存在的一种形式，其最基本的特征是蛋白质能够通过新陈代谢作用不断地与周围的环境进行物质交换。新陈代谢一旦停止，生命就停止。寿命即生存的年限，是人们对生命的一种借称。衰老是指生物体在其生命的后期阶段，进行的全身性的、十分复杂的、循序渐进的一种退化过程。也就是机体在达到成熟期后，随着年龄的增长，在形态、结构和生理功能上出现一系列慢性、进行性退化的变化。这些变化给机体带来不利的影响，导致其适应能力、储备能力下降，这一变化过程的不断发生和发展就称为衰老。因此，衰老又称为老年期的变化。随着年龄的增长，人都有一个老化的过程，正常的生理性老化叫做"衰老"，不正常的老化叫做"早老"。所以说，衰老可以使生命活动能力缩短或寿命缩短，而抗衰老则可延长寿命。

年龄是寿命的象征，虽然年龄相近的人其机体各器官的功能、生理老化程度不一定相同，但粗略用年龄来区分老化的界限有其可行的一面。因为多数人在相似的年龄中，其机体的生理老化也相近似。一般认为，40岁以后人体开始衰老，45岁左右即有花眼，随之头发逐渐变得灰白；50岁以后脊柱弯曲和缩短，身高变矮（一般讲每20年降低1.2厘米，妇女更明显）。60岁以后出现明显的听力减退、牙脱落、器官功能减退。一般认为45岁～59岁为中年期，60岁～89岁为老年期，90岁及以上为长寿期。

人体衰老过程除遗传、免疫、突变等内在因素，以及自然环境质量恶化、工作压力大、家庭负担重、竞争激烈、活动量减少等外部因素外，与其饮食不科学关系密切。饮食不当除可造成营养素缺乏病或营养过剩外，往往也会加重机体对其他危险因素的敏感性。

● 影响人类寿命和加速人体衰老的因素

从古希腊哲学家亚里士多德开始，许多科学家都认为哺乳动物的自然寿命约为其成长期的5倍～6倍。人的成熟年龄是20岁～25岁，以这样来推算人的寿命应该是100岁～150岁。70岁～80岁没有病，90岁～100岁还很健康，人人都能活到100岁～120岁，这是正常的生物规律。然而世界上现有最长寿命的人不足140岁，超过100岁的老人只有几十万分之一。

20世纪到21世纪，人类有效控制了由细菌、病毒、寄生虫等病原微生物引起的食源性疾病。改善了妇女、儿童的卫生和医疗条件，从而降低了死亡率，人类的寿命空前增加。日本人均寿命为80多岁，居亚洲第一。我国的人均寿命从新中国成立前的不足40岁提高到了2007年的72岁。

1. 人类生物学特性

人类生物学特性（即人类的遗传基因模式）决定了人类的最长寿命。任何生物的寿命长短与其进化形成的不同遗传特性密切相关，因此不同种类的生物有其不同的寿命，且各受其寿命自动调节基因综合体的影响，与遗传关系密切。一般来说，长寿者多有长寿家族史。一些遗传性疾病者，寿命则短。性别不同，寿命有差异，即女性长于男性。如果没有恶劣的生存环境影响人类的寿命和错误的生活方式加速人体的衰老，我们每个人都可以活到这个寿限，百岁健康不是梦。

2. 老年性疾病

威胁人类寿命的主要因素是衰老及与衰老相关的老年性疾病。卫生部最新统计资料显示，我国居民前10位死因为：恶性肿瘤、脑血管疾病（尤为引人注目的是农村人群的脑卒中死亡率首次超过城市人群）、呼吸系统疾病、心脏病、损伤及中毒、消化系统疾病、内分泌营养和代谢疾病、泌尿生殖系统疾病、神经系统疾病、精神障碍，这10位死因合计占死亡总数的92.3％。

（1）恶性肿瘤：肿瘤是一种基因病，所有的细胞中都含有能够导致细胞癌变的基因，这些癌症基因代代相传。但是，在通常情况下它们处于被阻遏状态，只有当细胞内有关的调节机制遭到破坏的时候，癌症基因才会"作恶"，导致癌变的发生。人体一般在55岁以后，身体内都会滋生肿瘤，有的肿瘤癌变，有的没有癌变。我们不要以为肿瘤是可怕的东西，实际上每个人体内都可能发生癌变。人体内每分钟都有3 000次癌变，但是我们有很好的免疫功能和DNA修复功能，在不知不觉中癌变的DNA就已经被修复了，所以我们并没有患癌症。但是当致癌因素过强或累积效应过大，而人体存在免疫功能不足或身体修复功能有缺欠（特别是到了一定年龄以后）的情况下，就有可能发生癌症。所以说，肿瘤是一种老年人的常见疾病。

（2）脑血管疾病：脑血管疾病是指由各种脑血管病变所引起的脑部病变。脑血管疾病可由诸多因素引起，最常见的有高血压、心脏病、动脉硬化及气候异常等。

（3）呼吸系统疾病：人体呼吸系统的老化影响呼吸系统正常的功能发挥，使免疫力下降，相应地带来很多呼吸系统疾病。

（4）心脏病：是心脏疾病的总称，包括风湿性心脏病、先天性心脏病、高血压性心脏病、冠心病、心肌炎等各种心脏病。容易患心脏病的人群是，年龄大于45岁的男性或大于55岁的女性、吸烟者、高血压病人、糖尿病病人、高胆固醇血症病人、有家族遗传病史者、肥胖者、缺乏运动或工作紧张者。

以上4大高死亡率疾病的致病因素都与人体的老龄化和

衰老有关。所以很多专家认为，当前危害人类寿命的主要是衰老及与衰老相关的老年性疾病。若完全清除这些疾病，人类的平均寿命可望再延长 15 年。

● 重视人体的衰老

1. 人群老化提前了 10 年

在生活中我们不难发现，身边的一些人，有的实际年龄 60 多岁了，看上去却像是 50 来岁；有的人实际年龄才 40 来岁，看上去却显得很苍老。这是为什么呢？这是因为人有日历年龄和生物年龄之分。有的人日历年龄 60 岁了，但生物年龄才 50 来岁。有的人日历年龄才 40 岁，但生物年龄已经 50 岁有余。

生物年龄指的是细胞年龄，即细胞老化的程度。通过对细胞端粒、DNA、线粒体等的检测可确定人体的实际老化程度。同时还要对体脂的分布、皮肤的老化、精神心理分析、性功能、骨密度等进行测定，判断人体衰老的程度。器官衰老程度的测定则包括了脑血管、心、肺、肝、肾功能等。这些检查可以尽早测出潜在的病理性因素及与老化相关的疾病和倾向性。

我国两极分化比较明显，既有"老少边穷"地区又有城市化村镇，在 35 岁～45 岁的贫困和/或生活富裕的人群中，机体老化速度明显加快。有些人体内生长激素的分泌只达到正常水平的七成甚至一半，远低于欧美发达国家的水平。并且通过人体生物年龄测试发现，这一群体的生物年龄均远高于日历年龄，平均超龄 10 年～13 年。男人过早地失去健壮的肌肉，女人过早地失去美丽的容颜，这些都是过早衰老的结果，老龄化提前了 10 年。

2. 老年病呈现低龄化

机体早衰，随之而来的就是各种疾病的提前光顾。提前衰老疾病主要有 3 大表现：一是代谢综合征，如肥胖、脂肪肝、糖尿病、高脂血症等（发胖是老化的第一症状）；二是肿瘤；三是退行性疾病，如颈椎病、白内障、老年痴呆症等。在中国，生活富裕人群的衰老速度明显加快，与衰老有关的疾病，如高脂血症、脂肪肝、心脑血管疾病、高血压、糖尿病、肥胖症、癌症等的发病率明显增高，而且有提前的趋势。

3. 人们缺乏防衰意识和正确的保健知识

高收入、好的生活条件和工作环境与健康不矛盾。著名的《福布斯》杂志刊登的一项调查显示，在欧美等国知识水平越高、工作人员级别越高，寿命越长。原因是这些人会有意识地选择健康的生活方式。

我国农村人口多，教育水平较低，医疗条件差，自觉保持健康生活方式的意识严重缺乏，即使是高收入人群也同样如此，衰老速度大大超过欧美国家的同类人群。虽然近年来我国经济高速发展，农村城市化的进程加快，人们的生活水平和生活方式发生了巨大的变化，但其相应的健康意识和预防疾病的知识还没跟上来。相当一些富裕起来的人，健康意识淡漠、健康知识匮乏、生活无规律，当然会未老先衰。

事业成功、人生幸福的基础是健康，没有一个健康的体魄，哪有事业和幸福可言？事业与健康并非水火不容，关键是培养健康的生活方式，正确合理的科学保健。

● 中老年人生理退化特征

中年时期是生理成熟期、心理稳定期，又是人生命过程中由生长、发育、成熟过渡到逐渐衰老的转折期。这个时期各器官组织开始退化，称衰老。人体衰老现象有两种，一种是随年龄的增长，机体功能发生变化，称为生理性衰老。另一种是由于各种原因引起机体的变化，称为病理性衰老，前者是内在因素，与人的遗传、免疫有关，后者是外在因素，如不良情绪、环境污染、噪声、营养失调、疾病、放射线等，都能使人加速衰老或早逝。

（1）最突出的是老年人的生理功能减退。20 岁和 60 岁的人相比，老年人的基础代谢率下降 20%（基础代谢即一个人在空腹、清醒、平卧且处于安静状态下，气温为 18 摄氏度～25 摄氏度的环境中，维持基本的生命活动所消耗的热能）。老年人每增加 10 岁，肌肉等实体组织要减少 6.3%，而脂肪组织却随年龄增加而增多。

（2）消化功能减退是老年人的第二个特点。随着消化系统的各内脏平滑肌细胞萎缩，腺体也萎缩，胃黏膜变薄，常出现消化系统疾病。有调查资料显示，有 10%～30% 的老年人患有萎缩性胃炎、胃酸分泌减少。

（3）老年人常出现循环系统功能改变，这往往是由血管硬化所致的。膳食中过多的饱和脂肪酸、热能和胆固醇都可促进动脉粥样硬化，过高的食盐摄取量则促进高血压。它们均损害血管健康。心脑血管疾病往往构成老年人第 1 位或第

2位的死亡原因。

（4）中老年人的神经系统功能随年龄增长而逐渐下降，脑细胞减少，脑功能衰退。据试验观察，人到中老年，脑细胞要减少 10%～17%，表现为兴奋与抑制转换速度减慢、灵活性差、反应迟钝、记忆力减退、新陈代谢及活动能力降低。

（5）老年人内外分泌腺体逐渐萎缩，内分泌功能相应减弱。甲状腺萎缩，甲状腺激素分泌减少，甲状腺功能减低者，衰老变化明显加快。雄性激素分泌减少，不能对抗甲状旁腺素的作用，使骨钙丢失较多。肠道对钙和维生素 D 吸收不良。肌肉对骨膜的保护作用减弱，表现为骨质疏松易断，韧带弹性降低。胰腺萎缩，胰液分泌减少，胰岛素分泌不足，常发生高血糖症或糖尿病。

总而言之，老年人各器官功能改变，代谢降低，表现为贮备能力下降，适应能力减弱和反应能力迟钝等方面。上述生理变化，是细胞生长的特异性和生物进化的遗传结果，也是产生衰老和中老年人易患疾病的基本原因。但是，不同组织器官衰老的起始时间和进行的速度不一，这就为用人为的方法，如改善饮食营养、加强自我强身以达到延缓衰老进程提供了可能性。

● 中老年人心理变化特征

（1）中老年人的心理变化：随着年龄的增加，人的性格会发生变化，尤其到了老年时变化更大，这是由多种外因造成的，而不是内源性的。性格与所处的地位、受教育的程度、健康及当时的环境密切相关。老年人对自己的身体状况过于关心，自尊心强，固执，易激动，但对外界环境淡漠，缺乏兴趣，不易接受新鲜事物和适应新的环境。

一些事业心较强的人，年龄到了一定的界限时，即要退休，这时会产生严重的失落感，情绪抑郁。当贫困或丧失亲人时，容易产生孤独感和压力感，约有60％的人感到孤独。

老年人各器官的变化也会导致老年人行为的改变，可出现多疑、激动，并有较强的依赖性。

老年人有意记忆占主导地位，无意记忆应用甚少。从记忆的内容看，老年人的机械记忆能力下降，远期记忆较近期记忆好，对往事的回忆非常准确。

老年人直接依赖于生理结构的智力功能下降，与积累知识和经验有关的习惯性智力常随年龄增长而增长，解决问题的能力、逻辑推理能力、批判性思维能力下降，灵活性下降。

老年人情绪体验的强度和持久性随着年龄的增加而提高，情绪趋向不稳定，表现为易兴奋、易激怒、喜欢唠叨和与人争论，冲动难以平静下来。

（2）中老年人的心理卫生：中老年人要学会认识到体育锻炼的重要性，体育锻炼是保持身心健康的重要方法。但不宜过于剧烈，最好是散步或打太极拳，体力较好的可以进行慢跑，这样增加了新陈代谢，使心脏得到了锻炼，大脑思维活跃。老年人应有乐观主义精神，知道"笑一笑十年少，愁一愁白了头"等俗语的深刻含义。有的人形容老年人的性格要像水一样，即水往低处流，也就是老年人要承认自己老了，不要发牢骚、发脾气。水还有遇到石头（障碍物）就拐弯的特点，老年人也一样，不要管一些管不了的事情。

家庭成员是老年人主要接触的对象，家是其主要的活动场所，家庭和睦与否严重影响老年人的身心健康。由于历史环境条件的变化，世界观、思想内涵差异甚大，代与代之间非常需要相互沟通，相互理解。下一代应尊重老人，老人也应心胸豁达，不为琐事增添烦恼。对于丧偶的老人，争取再婚，也应得到社会和家庭的支持。同时老人也要做一些力所能及的事，使失落的心理得到过渡。寻找学习项目，如作画、书法、种花养草和各种拳类等，可分散老年人的注意。

（3）兴趣爱好与身心健康的关系：对于老年人来说，应尽量培养较广泛的兴趣爱好，这样可以调整其心理平衡，分散其不应有的偏向和注意。不良的兴趣或不良行为会影响老年人的身心健康。如饮酒可以给人们带来一时的欢快，适当饮酒对人体有一定的好处，但嗜酒或饮酒成瘾则可称为不良行为。有的地区，喝酒风气很浓，劝人喝酒的现象更是十分普遍，喝酒伤身甚至丢命的情况更是屡见不鲜。

● 人体衰老的特征

1. 外部特征

（1）皮肤松弛发皱，特别是额和眼角。这是由于细胞失水，皮下脂肪逐渐减少，皮肤弹性降低，皮肤胶原纤维交链键增加，使皮肤松弛以致干瘪发皱。

（2）毛发逐渐变白而稀少，这是由于毛发中色素减少而空气增多，毛囊组织萎缩，毛发得不到营养而脱落所致。当然这与遗传也有关系。

（3）老年斑出现，这是由一种称为"脂褐素"的成分沉淀所致。人到 50 岁以后，由于体内抗过氧化作用的过氧化物歧化酶活力降低（歧化酶能阻止自由基的形成），自由基增加，以至产生更多的脂褐素积累于皮下，形成黑斑。

（4）牙槽骨萎缩和牙脱落。人到中年以后，由于牙槽骨、牙龈组织及牙根萎缩，牙就会动摇甚至脱落。

（5）骨质变松变脆。老年人的骨质变松变脆，故易发生骨折。与此同时，软骨钙化变硬，失去弹性，导致关节的灵活性降低，脊椎弯曲。70 岁前后的老年人身高一般比青壮年时期减少 6 厘米～10 厘米，不少老年人还会出现弓腰驼背现象。

（6）性腺及肌肉萎缩。人在 40 岁以后，内分泌腺，特别是性腺逐渐退化，出现"更年期"的各种症状，如女人经期紊乱、发胖，男人发生忧郁、失眠等。人到 50 岁以后，肌细胞逐渐萎缩，肌肉变硬，肌力衰退，易于疲劳和发生腰酸腿痛，腹壁变厚，腰围变大，动作逐渐变得笨拙迟缓。

（7）血管硬化，特别是心血管和脑血管的硬化，以及肺和支气管的弹力组织萎缩等。

2. 功能特征

（1）视力、听力减退。

（2）记忆力、思维能力逐渐降低。大多数人在 70 岁以后记忆力会大大下降，特别是有近期记忆健忘（即近事遗忘）的通病。这主要是由于老年人的大脑神经细胞大量死亡的关系。

（3）反应迟钝，行动缓慢，适应力低。

（4）心、肺功能下降，代谢功能失调。

（5）免疫力下降，因此易受病菌侵害，有的还产生自身免疫性疾病。

（6）出现老年性疾病，如高血压、心血管疾病、肺气肿、支气管炎、糖尿病、癌症、前列腺肥大和老年精神病等。

以上衰老特征并不是一定全出现在同一个人身上，一个人可能出现一种或几种，并且也有先后次序，因人而异。

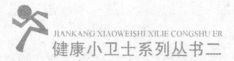

健康小卫士系列丛书二

让我再活六十年

健康与长寿的保障

● 营养对中老年人长寿的重要性

人的衰老与遗传及自由基有密切关系。在人体新陈代谢过程中，会产生多种自由基（又称游离基）。它们是一些化学分子团或原子团，在体内有很多氧化作用，可对其他分子造成伤害。另外，人的免疫力的强弱也是衰老速度的决定因素。随着年龄的增长，人的免疫力会下降，衰老则加快进程。长寿人群的饮食均较简单，脂肪含量较低，摄入的总量均偏低。

发达的科学，先进的技术，使延缓衰老已不再是梦想，但这也是一项宏伟的综合性系统生物工程。营养素的补充最为重要，同时科学合理的生活方式、精神情绪的调节、不良嗜好（如吸烟、酗酒）的戒除、适当的体育锻炼、良好的生活环境等，都是重要的因素。

1. 营养保健可操作性强，投入少，回报高

从衰老的影响因素中，我们了解了饮食营养、环境及遗传与衰老的关系。要预防这些危险因素对机体的危害，除了自我保护外，科学合理的饮食方式会最大限度地保护机体免受侵害。讲究营养保健不需要额外的投入，只要合理搭配一日三餐，利用丰富的食物资源就可以为机体铸造一副抵御伤害的盔甲。所以说，平衡饮食是最容易做到的自我调节、自我保健方法，广大中老年朋友在这方面要引起足够的重视。

2. 营养保健可节约社会资源，减轻社会、家庭负担

社会发展以人为本，人的素质决定未来社会的发展。人类的健康水平是国家经济发展的结果，也是社会经济发展的

让我再活六十年

动力。营养素是维持生命和健康的物质基础，营养水平与体质的提高，直接关系到劳动生产力的提高。营养良好不仅能提高学习和生产能力，而且可以减少营养不良造成的生产力的损失和资源的浪费。注重营养保健可以保护中老年人的身体健康。

3. 营养保健可增强免疫力，减少疾病发生

随着年龄的增长，中老年人容易出现"虽无可以下诊断的疾病，但又感觉身体不太舒服"的现象，出现"五退、五多、五易、五下降"的综合症状。五退指活力减退、反应能力减退、记忆力减退、适应能力减退、性功能减退；五多指疲劳多、失眠多、口渴多、梦多、夜尿多；五易指易心慌、易胸闷、易腹泻、易急躁、易感冒；五下降指注意力下降、食欲下降、运动耐力下降、免疫力下降、消化能力下降。这些生命行为的衰退除精神因素、生理因素外，还与不良饮食习惯、营养不平衡密切相关。不良的饮食习惯有酗酒、偏食、吃饭无定时、暴饮暴食、不吃早饭等，天长日久会引起营养不良、免疫力下降，使"五退、五多、五易、五下降"提前出现，进而导致原发性高血压、冠心病、高脂血症、脑卒中、糖尿病、肥胖、骨质疏松症等营养相关的慢性病出现，加速亚健康状态到疾病状态的转变。

从饮食营养角度看，只要改变不良饮食习惯，增加蛋白质、维生素、矿物质等的摄入，使日常的饮食变为平衡膳食，就可以增加机体对外界不良刺激的应激能力，增加对疾病的免疫力。同时，从中年开始戒烟，适量饮酒，勿暴饮暴食，按时进餐，合理搭配饮食，适当进行体育锻炼，就会使

机体保持健康，使生命之树常青。

● 中老年人对营养需要的特点

1. 热能需要量

由于基础代谢下降、体力活动减少和体内脂肪组织比例增加，老年人对热能的需要量相对减少，因此每天膳食总热能的摄入量应适当降低，以免过剩的热能转变为脂肪贮存体内而引起肥胖。热能摄入量应随年龄增长逐渐减少。60岁以后应较青年时期减少20%，70岁以后减少30%。一般而言，每天热量摄入6 700千焦～8 400千焦（1 600千卡～2 000千卡）即可满足需要，体重55公斤每天只需摄入热量5 860千焦～7 530千焦（1 400千卡～1 800千卡）。

热能的摄入量与消耗量以能保持平衡并可维持正常体重为宜。正常体重（公斤）的简易计算法为：

理想体重＝身高－105　　　　　　或

理想体重＝（身高－100）×0.9

式中身高的单位为厘米。实际体重与理想体重相差在10%以内为正常，超过10%以上属超重，超过20%以上属肥胖。相反，低于理想体重10%者属体重偏轻，低于20%为消瘦。也可用目前较通用的体质指数（BMI）来衡量体重是否理想和正常，体质指数以体重（公斤）/[身高（米）]^{2}表示。体质指数正常值为18.5～23.9，超过或低于正常值范围则为超重（或肥胖）或消瘦。此外，还应根据活动量的大小适当调整热能的摄入。

让我再活六十年

2. 蛋白质需要量

老年人由于分解代谢大于合成代谢，蛋白质的合成能力差，表现为血清白蛋白含量降低，易出现负氮平衡，而摄入的蛋白质利用率亦降低。因此，蛋白质的摄入量应质优量足，按体重计算，每天蛋白质的摄入以达到 1.0 克/公斤～1.2 克/公斤为宜。由蛋白质提供的热能以占总热能的 12%～14% 较合适。老年人肝、肾功能降低，过多的蛋白质不但会加重肝、肾负担，还会造成资源浪费。故应注意选择生物利用率高的优质蛋白质，如蛋、奶、肉、鱼等动物性蛋白质，以及豆腐、豆制品等植物性蛋白质。

3. 糖类（碳水化合物）需要量

由于老年人糖耐量低，胰岛素分泌减少且对血糖的调节作用减弱，易发生血糖增高。有研究证实，摄入过多的蔗糖（精制糖）可能与动脉粥样硬化等心血管疾病及糖尿病的发病率高有关。因此，老年人不宜食蔗糖含量高的食品，过多的糖在体内容易转变为脂肪，并使血脂增高。而果糖易被老年人吸收利用，且果糖转变成脂肪的能力小于葡萄糖，故老年人宜多吃水果、蜂蜜等含果糖的食品（但糖尿病病人应控制）。还应多吃蔬菜增加膳食纤维的摄入，以增强肠蠕动，防止便秘。

4. 脂肪需要量

由于老年人胆汁酸减少，酯酶活性降低，对脂肪的消化功能下降，因此脂肪的摄入不宜过多，以摄入的脂肪量所供热能占膳食总热能的 20% 为宜。脂肪种类的选择应以富含多不饱和脂肪酸的植物油为主，控制饱和脂肪酸含量多的动物脂肪，如猪油、牛油、羊油及奶油的摄入量。多不饱和脂肪酸、单不饱和脂肪酸与饱和脂肪酸的比值应为 1∶1∶1。

5. 矿物质需要量

矿物质在体内具有十分重要的功能，不仅是构成骨骼和牙的重要成分，还可调节体内酸碱平衡，维持组织细胞的渗透压，维持神经和肌肉的兴奋性，构成体内一些重要的生物活性物质，如血红蛋白、甲状腺激素等。

（1）钙：老年人对钙的吸收能力下降，一方面是由于胃肠功能降低，胃酸分泌减少影响钙的吸收，同时肾功能降低致形成 1,25 - 二羟维生素 D 的功能下降，不利于钙的吸收。另一方面户外活动的减少和缺乏日照又使皮下 7 - 脱氢胆固醇转变为维生素 D 的来源减少，亦影响钙的吸收。老年人对钙的吸收率一般在 20％ 以下，而青少年对钙的吸收率为 35％～40％。钙的摄入不足易使老年人出现钙的负平衡，体力活动的减少又可降低钙在骨骼中的沉积，以致骨质疏松症及股骨颈骨折比较多见。因此，钙的充足供应十分重要。我国膳食特点往往是钙的供给不足，一般摄入量多在每天 500 毫克以下。我国营养学会推荐 50 岁以上人群每天膳食钙的供给量为 1 000 毫克，可满足老年人的需要。钙含量丰富的食物首选牛奶，每 100 毫升含钙 109 毫克，且易被人体吸收利用。虾皮、海带、紫菜、小鱼、黄豆、豆制品含钙均较多，绿叶蔬菜也是日常膳食中钙的主要来源。但要注意，钙的补充不宜过多，以免引起高钙血症、肾结石及内脏不必要的钙化。

（2）铁：铁是构成血红蛋白的重要原料，参与体内氧的运输和利用，也是肌红蛋白、细胞色素酶、过氧化氢酶的组成成分，故铁在组织呼吸、生物氧化过程中起着极为重要的作用。老年人对铁的吸收和利用能力下降，造血功能减退，血红蛋白含量减少，易出现缺铁性贫血。据国内报道老年人贫血患病率约为50%。其原因除铁的摄入量不足，吸收、利用差外，还可能与蛋白质的合成减少，维生素 B_{12}、维生素 B_6 及叶酸缺乏有关。因此，铁的摄入量也需充足。我国营养学会推荐老年人膳食铁的供给量为每天15毫克。

铁的吸收率与铁在食物中的存在形式有关。动物性食品中血红素铁的吸收率一般为20%左右，而植物性食物中非血红素铁为10%以下，且膳食中的其他因素如植酸、磷酸、草酸等均可与非血红素铁形成难溶性铁盐，降低铁的吸收率。而维生素C及肉、鱼、禽类所含肉类因子则可促进铁的吸收。因此，为使老年人获得较充足的可利用铁，在选择食物时应注意选择血红素铁含量高的食品，如猪肝、家禽和鱼类等。鸡蛋由于含有卵黄高磷蛋白可干扰铁的吸收，其铁的吸收率仅为3%～5%，故并非铁的好来源。同时还应食用富含维生素C的蔬菜、水果，以利于铁的吸收。

（3）硒：硒是构成谷胱甘肽过氧化物酶的重要成分，在体内抗氧化酶防御系统中具有消除脂质过氧化物，保护细胞膜免受过氧化损伤的重要作用，并可增强机体免疫功能。而体内硒缺乏已证明可导致心肌损伤。我国东北的克山病，即是因缺乏硒引起的以心肌病变为主的地方病。缺硒还可促进冠心病和癌症的发生。因此，老年人硒的膳食供给量与青壮年相同，每天50微克。

（4）其他微量元素，如锌、铜、铬每天膳食中亦需有一定的供给量以满足机体需要。

6. 维生素需要量

维生素是维持身体健康，促进生长发育和调节生理功能所必需的一类营养素。人体对维生素的生理需要量虽然很少，但大多数维生素不能在体内合成或不能大量在组织中贮存，因此必须经常由食物供给。老年人由于体内代谢和免疫功能降低，对各种维生素的摄入量应充足，以促进代谢保持平衡及增强抗病能力。

（1）维生素 A：维生素 A 的主要存在形式为视黄醇，仅在动物性食品中含有。植物性食品不含视黄醇，但黄、绿、红色蔬菜，如胡萝卜、绿叶蔬菜等所含的类胡萝卜素进入人体后可转变为视黄醇。

维生素 A 的主要功能为维持正常视力、维持上皮组织健康和增强免疫功能，类胡萝卜素还具有抗氧化作用。老年人由于食量减少，生理功能减退，易出现维生素 A 缺乏。因此，膳食中除一部分维生素 A 由动物性食品提供外，还应注意多食用黄、绿、红色蔬菜。我国的膳食特点是，维生素 A 主要来自绿叶蔬菜提供的类胡萝卜素，约占 2/3 以上。膳食中维生素 A 的推荐供给量为男性每天 800 微克视黄醇当量、女性每天 700 微克视黄醇当量。

（2）维生素 D：维生素 D 有利于钙吸收及骨质钙化，并通过甲状旁腺激素和降钙素的调节作用而维持血钙的正常水平。老年人因户外活动减少，由皮肤形成的维生素 D 量降低，加之肝、肾功能衰退致使通过肝、肾转化为 1,25 - 二

让我再活六十年

羟维生素 D_3 的活性形式减少，易出现维生素 D 缺乏而影响钙、磷的吸收及骨骼矿化，导致钙缺乏，出现腰腿疼痛及骨质疏松。每天维生素 D 的摄入量应达到 10 微克（400 单位）。

（3）维生素 E：维生素 E 的主要功能之一为抗氧化损伤，维持含多不饱和脂肪酸量较多的细胞膜的完整和正常功能。老年人每天膳食维生素 E 的推荐供给量为 14 毫克 α-生育酚当量。当多不饱和脂肪酸摄入量增高时，相应的，应增加维生素 E 的摄入量，一般每摄入 1 克多不饱和脂肪酸应摄入 0.6 毫克 α-生育酚当量维生素 E 才能满足需要。

维生素 E 主要存在于各种油料种子及植物油中，膳食中一般不易缺乏。维生素 E 虽有抗衰老功能，但亦不宜大量补充。有证据表明长期每天补充维生素 E 600 毫克以上有可能出现头痛、胃肠不适、视觉模糊及极度疲乏等中毒症状。

（4）维生素 B_1（硫胺素）：维生素 B_1 作为羧化酶、转羧乙醛酶的辅酶在糖类和热能代谢中具有重要作用。老年人对维生素 B_1 的利用率降低，因此供给量应充分。每天膳食推荐供给量为男性 1.4 毫克，女性 1.3 毫克。

富含维生素 B_1 的食物有肉类、豆类及加工碾磨较粗的粮谷类。北方地区较少缺乏，南方单纯食用加工精细的大米又缺乏副食的地区，常可出现因维生素 B_1 缺乏所引起的维生素 B_1 缺乏病（俗称脚气病），表现为以多发性末梢神经炎为主的干性脚气病或以下肢水肿、有心脏扩大为主的湿性脚气病。

（5）维生素 B_2（核黄素）：维生素 B_2 在体内作为多种辅酶的重要成分，以黄素蛋白的形式参与细胞生物氧化过程，并能促进糖类的中间代谢。膳食中长期缺乏维生素 B_2，可引起以口角炎、唇炎、舌炎、脂溢性皮炎等症状为主的维生素 B_2 缺乏病。在我国膳食中，维生素 B_2 是最为普通缺乏的一种维生素，与动物性食品摄入量少有关。老年人膳食维生素 B_2 的推荐供给量为每天 1.4 毫克。

（6）维生素 C（抗坏血酸）：维生素 C 可促进组织胶原蛋白的合成，保持毛细血管的弹性、减少脆性，防止老年血管硬化，并可扩张冠状动脉、降低血清胆固醇及增强机体免疫功能。同时，维生素 C 又具有抗氧化作用，可防止自由基损害。因此，老年人膳食中应充分供应维生素 C，推荐膳食供给量应与成年人相同，为每天 100 毫克。

7. 水需要量

水是人体重要的六大营养素之一。中医学认为，水有助阳气、通经络的作用。现代医学认为，水是构成人体组织的重要成分，正常成人体内水分约占体重的 70％。体内新陈代谢都需要水来参加才能完成，因此可以说，水是生命的源泉。

（1）水在人体内的作用：

1）首先是帮助食物消化和营养吸收。水是最好的反应介质，人吃了食物以后，必须经过一系列消化器官靠消化液（如唾液、胃液、胰液、肠液等）作用才能消化，而这些消化液成分中有 95％ 是水。通过各种酶的催化作用把食物中的淀粉和蛋白质等大分子水解成较小分子，使营养素被胃肠所吸收。

2）水还担负着输送营养和排泄废物的任务。水是最好的溶剂和流体，人体吸收的营养通常都要进入血液，由血液把它们输送到各个需要的部位，进入其中的组织和细胞中，而人体的血液含水量为 90%。身体各组织和器官内氧化、分解形成的代谢废物，也要由血液集中输送到排泄器官，通过大小便、出汗、呼吸、蒸发排出体外。所以当生病发热时总要喝些开水以补充体液，冲淡致病微生物产生的毒素，增加尿量，加速毒素的排泄。

3）水能帮助人维持正常体温。水的比热和蒸发热都比较大，体内营养物质氧化反应放出大量热能，除供体力和脑力劳动及各种活动消耗外，一部分作为热能维持体温。如果有多余的热能散发不出去，体温将会升高，通常要通过传导、辐射对流和出汗蒸发的方式散发多余的体热。据测，1 克汗蒸发可带走 2.26 焦耳（0.54 卡）热，因此，在炎热天气和高温环境下工作，要多喝水，再通过出汗散热保持正常体温。

（2）水的需要量：人体靠食物和喝水从外界摄入水，又通过小便和汗排出水，反复不息，形成循环，以保持健康和正常工作。成年人正常的新陈代谢每天需要补充的水分是 2 500 毫升左右（例如成人每天尿量平均约 1 500 毫升，皮肤和呼吸道排出约 800 毫升，粪便 100 毫升～200 毫升，总计约 2 500 毫升），不过通过正常的进食可以补充大约 1 000 毫升水分，同时体内能够自主合成 300 毫升左右的合成水，所以理论上每天至少补充 1 200 毫升（6 杯～8 杯）的水就可以满足人体新陈代谢的需要。热天或强体力劳动大量出汗时，应增加饮水，每天可达 4 千克。一个 60 岁的人，摄入体内水总量可达 55 吨，一节火车皮也装不下。水对人体的重要性不亚于食物。实验表明，正常人 10 天不吃饭只喝水，仍可能存活，但 10 天不喝水就不行了。在 36 摄氏度时，3 天滴水不进就难以生存了。口渴是体内缺水的最早信号，人体失水 2%～5% 就要喝水补充。如果因流血或出汗过多而丧失全部水分的 10%，将会引起生理功能失调；丧失 22% 以上，则会导致死亡。由此可见，水对人体是多么重要。

人到老年，随着年龄的增长，体内固有水分和细胞中的水分逐渐减少，出现慢性、生理性失水现象。这是老年人皮肤干燥、皱纹增多的原因之一。由于长期皮肤干燥、皮脂腺分泌减少，以致皮肤对致病微生物的抵抗能力下降，易患疖肿、皮炎、湿疹等皮肤病。此外，老年人体内水分减少，还可使肠内正常的黏液分泌减少，使粪便在肠内停留过久，粪便中细菌产生的有害物质在肠内堆积过多，被人体吸收后会产生头痛、头晕、精神不振等症状。粪便中的有害物质可能会诱发肠癌。

（3）水对老年人有着更重要的作用：科学研究和实践证明，老人每天早晨喝一杯水，并能做到持之以恒，对健康和延年益寿有如下好处。

1）利尿作用：早晨空腹饮水，15 分钟～30 分钟就有利尿作用，其效果迅速而明显。

2）促进排便：早晨饮水可预防习惯性便秘。由于胃肠

让我再活六十年

得到及时的清理洗刷，粪便不会淤积干结。同时，饮水对胃肠也是一种轻微的刺激，能促使胃肠蠕动，有利于排便。

3）排毒作用：许多家庭有晚餐吃得丰富的习惯，因此，晚餐摄入的动物性蛋白质进入体内较多。动物蛋白质在体内分解代谢会产生一定的毒性物质，早晨起床后及时饮水，可促进排尿，以尽快把它们排出体外。

4）预防高血压、动脉硬化：若在早晨起床后马上喝杯温开水，有利于把头天晚餐吃进体内的盐（氯化钠）很快排出体外。平时饮水多、爱喝茶的人高血压及动脉硬化的发病率就低。

5）预防心绞痛：人体通过一夜的睡眠后，体内水分随尿液、汗液和呼吸丢失许多，血液会变得黏稠，血管腔也因血容量减少而变窄，这常使供给心脏血液的冠状动脉发生急性供血不足，甚至发生闭塞。因此，心绞痛及心肌梗死多发生在早晨。老年人如在早晨喝杯水，就能达到补充水分、降低血液黏稠度和扩张、复原血管的目的，从而减少心绞痛及心肌梗死的发生。

早晨饮水应以白开水为好，饮水量一般宜为200毫升～400毫升，过多饮水对胃不利，也影响早餐进食，故要适量。

（4）人到中年须防"旱"：大自然中发生的旱灾给人类的生产、生活造成许多灾难，而人体体内的"旱灾"也会给人们的健康带来诸多危害。一般来说，频繁呕吐、腹泻会给人体内环境造成急性"干旱"，人们容易发现，也容易防范。但是，因人体生理功能减退或衰老造成的体内慢性"干旱"，

健康小卫士系列丛书（一）

让我再活六十年

则极易被人们忽视。

生理研究表明，中老年人最容易发生体内慢性缺水。这是因为人过中年后血浆肾素和肾上腺素水平呈进行性下降，心钠素分泌增加，从而导致体内钠离子不断丢失，使人体对失水的口渴反应减轻，而平时饮水不足易致慢性脱水。这种慢性脱水对中老年人可造成许多危害，有时甚至直接威胁生命安全。

1）白内障：眼睛内的液体含量较高，在机体缺水时会发生改变，引起眼睛晶状体的蛋白质变性，最终造成晶状体混浊而致视力下降。资料表明，既往曾发生1次急性脱水的老年人，患白内障的概率增高；曾有2次脱水或慢性腹泻者，白内障的发生率更高。

2）脑血栓形成：血液黏稠度过高是引起脑血栓的重要原因之一。而血液黏稠度过高除了与血脂异常引起的"血浑"有关之外，一个主要原因就是体内缺水。其中夜间失水最为严重，使血小板凝聚力和黏附力加强，因而早晨是脑血栓的发病高峰。

3）心律失常：通过血流动力学监测，当血容量明显降低时，可诱发心房颤动，出现胸闷、心悸、头昏、乏力等表现。临床医生对这类病人曾采取电击复律，结果无效，而迅速静脉补液扩容后可立即恢复窦性心律。由此可见，失水是心律失常的祸根之一。

4）心肌梗死：由于全身血容量减少，心脏灌注压下降、心肌缺血、心排血量降低，因而容易造成心肌损害，严重者可导致心肌梗死。临床上，因为急性腹泻导致心肌梗死的例子时有所见。

5）体内有害物质蓄积：慢性缺水不仅使尿量减少，还使皮肤功能减退，汗腺分泌减少。这样就会影响体内代谢产物的排泄，造成有害物质在体内蓄积，使人体出现慢性中毒。这种慢性中毒的危害相当大，它可损害多个器官、多种组织，加速人体衰老。

因此，人过中年应特别注意补充水分。无论春夏秋冬，保持体内有足够的水分，对健康长寿十分重要。水的摄入既要适量，更要适时。一般来讲，少量多次饮水比较好，早晨饮水效果更好。

（5）喝水方法多，配合最重要：水喝太多或太少都不利于健康，喝水的方法必须注意以下几点：

1）饮用的水质：水质必须符合饮用水标准，虽然各种饮料中大部分是水分，但是其中却有各种其他化学添加物，喝多了对健康有害无益。

2）喝水的最佳时刻：喝水应该以白天和晚上平均为原则，不要在单一小时内连续喝太多水。每天应该喝水的时刻是：①早晨起床后：早晨起床后身体可能会有些脱水的情况，因为已经有一段时间没有补充水分，加上夜间形成尿液、呼吸、出汗等丢失水分。起床后空腹喝水，能迅速吸收，使血液快速稀释。之后每隔一段时间适时地为身体补充流失的水分。②运动后：虽然我们不是运动员，运动量没有那么大；但不管做什么运动，甚至是打扫房间之后，都应该喝水。③空调环境：在有空调的环境中工作，尤需补充水分。④节食减肥：节食减肥时，特别需要喝水。"喝水使人发胖"是个错误的观念。⑤感冒发热：感冒发热的时候一定要喝水，以补充因体温上升而流失的水分。

● 健康长寿的物质基础——各类食物的营养价值

食物是供给人体热能及各种营养素的物质基础，食物种类繁多，依据其性质和来源可大致归为三类。

（1）动物性食品：如各种肉类，鱼、虾等水产食品，以及奶和蛋等。

（2）植物性食品：如粮谷、豆类、薯类、蔬菜、水果、坚果类等。

（3）各类食物的制品：以天然食物为原料，通过加工制作的食品，如糖、油、罐头、糕点及各种小食品等。

食物的营养价值通常是指食物中所含营养素和热能能满足人体营养需要的程度。营养价值的高低，取决于食物所含营养素种类是否齐全、数量的多少及其相互比例是否适宜。一般来说，天然食物中所含有的营养素量及其分布都不是十分均衡的，都有各自的特点。如动物性食品中奶、蛋类的蛋白质营养价值比谷类食物的高，但其铁的营养价值是很低的，甚至同一种食物，因品系、部位、产地及成熟程度的不同也有很大差异。因此，日常膳食应根据各类食物的营养特点来选择各种食物。

食物营养价值的高低在很大程度上受贮存、加工和烹调方法的影响。应选择科学合理的方法保存食物固有的营养素含量，提高其消化吸收率，使食物中的各种营养素得到充分

让我再活六十年

利用。与此同时，天然食物中也存在一些抗营养因子或毒性物质，如生大豆中的抗胰蛋白酶因子、高粱中的单宁等。这些物质可影响某些营养素的吸收和利用，对人体健康和食物质量产生不良的影响，故应通过适当加工将其破坏或清除。

1. 谷类、薯类食物

谷类是供给人体热能最主要的来源，在我国居民膳食中有 70%左右的热能和 50%左右的蛋白质是由粮食供给的。同时由粮食供给的矿物质、B 族维生素及膳食纤维也在膳食中占相当的比重。

2. 豆类及豆制品

豆的种类很多，我国人民常食用的有大豆（包括黄豆、黑豆、青豆）、蚕豆、豌豆、绿豆、红豆等。豆类的蛋白质含量很高，一般为 20%～50%，以大豆最高。糖类和脂肪含量不等。大豆含脂肪 18%左右，可作食用油脂原料，其他豆类含脂肪仅 1%左右。蚕豆、豌豆等含糖类 50%～60%，而大豆的糖类含量仅 25%。豆类可与粮食掺混作为主食。加之豆类维生素 B_1 和维生素 B_2 的含量都比谷类含量高，矿物质也不少，所以豆类代替一部分谷类作为主食，不仅可以提高膳食中蛋白质的质和量，并且也可提高维生素 B_1、维生素 B_2 和矿物质的供给量，对改善营养极为有益。豆类之所以能提高膳食中蛋白质的质量，是因为各种豆类蛋白质的氨基酸组成一般均富含赖氨酸，而谷类含赖氨酸不足，二者混食，相互补偿，起到蛋白质的互补作用，从而提高了蛋白质的营养价值。

3. 蔬菜、水果

蔬菜、水果是人类膳食中的重要食物。特别是蔬菜，在膳食中占比例更大，是我国膳食中维生素 C、胡萝卜素、维生素 B_2、钙、铁的主要来源。

蔬菜、水果中含有大量的钾、钠、钙、镁等成碱性元素，故称为成碱性食物，有助于维持体内酸碱平衡。蔬菜、水果中含有大量的纤维素和果胶。纤维素和果胶虽不被人体吸收，但能促进胃肠蠕动和消化液的分泌，还有助于加速毒物的代谢过程，并能防止和减少胆固醇的吸收，有利于预防动脉粥样硬化的发生。近年来有人认为纤维素在预防肠癌的发生方面也有一定的作用。

4. 肉 类

肉类食物包括牲畜的肌肉、内脏及其制品。它能供给人体丰富的优良蛋白质、矿物质和维生素。蛋白质含有各种必需氨基酸，肉类食物吸收率高、饱腹作用强、味美，可以烹调成各种各样的菜肴，所以食用价值较高。

肉类食物的蛋白质含量为 $10\%\sim20\%$，其中必需氨基酸含量及利用率与全鸡蛋较为接近。此外，肉中还含有含氮浸出物质，包括肌凝蛋白原、肌肽、肌酸、肌酐、嘌呤碱、氨基酸等非蛋白含氮物质，这些物质是肉汤鲜味的主要来源。肉类脂肪的组成因动物种别、部位的不同而有差别，含量为 $10\%\sim30\%$。温血动物的脂肪由各种甘油三酸酯、少量磷脂酰胆碱、胆固醇、游离脂肪酸组成。肌肉中糖原的正常含量大约为动物体内总量的 5%。猪血含铁量较高，平均每100克含 37.5 毫克，且利用率较高，可达 11%。肝脏中含有丰富的维生素 A、维生素 B_1、维生素 B_2，比肌肉中的含量高数倍。

5. 奶 类

奶类是营养丰富的食物。它含有人体所必需的一切营养成分。牛奶的蛋白质含量比人奶多，乳糖含量比人奶少，钙和磷含量非常丰富。牛奶的营养素含量常常由于奶牛的品种、挤奶的季节、饲料及挤奶时间的不同而有差别。

6. 蛋 类

蛋类是营养价值很高的食物，各种禽蛋的营养成分大致相同。鸡蛋每个重量为 30 克～50 克，鸭蛋为 50 克～60 克。其中，蛋黄占 32％，蛋清占 57％，蛋壳占 11％。蛋的可食部分除 70％左右为水分外，含蛋白质 13％～15％，脂肪 11％～15％。蛋主要提供蛋白质，可提供极为丰富的必需氨基酸，而且组成比例非常适合人体需要。生物学价值可达 94 以上。

蛋中的脂肪绝大部分在蛋黄内，主要为中性脂肪，分散成极细小颗粒，极容易吸收。另外，还含有磷脂酰胆碱和胆固醇，1 个蛋约含胆固醇 200 毫克。

蛋类也是矿物质和维生素的良好来源，主要集中于蛋黄内。钙、硫和铁（由于蛋内含卵黄高磷蛋白，其铁的吸收率较低，仅为 3％）都较丰富。维生素绝大部分集中在蛋黄内，以维生素 A、维生素 D 和维生素 B_2 较多。总的说来，蛋黄的营养价值较蛋白为高。

● 中老年人在饮食营养方面应注意的问题

1. 热　能

维持身体基础代谢和活动能力的能量即热能。老年人由于身体组织萎缩、体力活动减少、基础代谢降低（一般认为老年人的基础代谢比青年人减少 10％～15％），所以，每天需要的热能亦相应减少。65 岁以上的老年人每天总热量控制在 7 949.6 千焦～10 376.3 千焦（1 900 千卡～2 480 千卡）以下较为适宜。

老年人的食物热量是怎样计算的呢？糖类在体内每克供给热量为 16.7 千焦（4.0 千卡），脂肪每克供给热量为 37.7 千焦（9.0 千卡），蛋白质每克供给热量为 16.7 千焦（4.0 千卡）。如某人每天吃的食物中包括 450 克糖类，40 克脂肪和 80 克蛋白质，则他从食物中获得的热量是（4×450）＋（9×40）＋（4×80）＝2 480（千卡）（10 376.3 千焦）。

老年人热能的主要来源应以糖类为主，要经常吃一些以玉米、小米、面粉、糯米、黄豆、绿豆、红豆、蚕豆等做成的食物。

在实际生活中，老年人所需热能应该按照每个人的具体活动情况来酌情确定。如果老年人从膳食中摄取的热能过多，就容易转变成脂肪贮存于体内，使身体肥胖、体重增加，加重心脏的负担，容易患动脉硬化、高血压、冠心病和糖尿病。

2. 蛋白质

蛋白质对老年人非常重要。因为蛋白质能维持老年人机体的正常代谢，补偿人体组织蛋白的消耗，增强对疾病的免疫力。一般说，老年人每天蛋白质的摄入量应该与年轻人一样，每公斤体重需要供给蛋白质 1.0 克～1.5 克，不应少于0.7 克。

由于老年人消化功能减退，对蛋白质的消化和吸收率较差，因此，供给老年人的蛋白质应以生物价值较高的优质蛋白质为主。优质蛋白质应占蛋白质总量的 50% 左右。

3. 脂 肪

一方面，要考虑到老年人消化功能减退，对脂肪的吸收较慢、较差，从而血脂浓度较长时间地升高，可导致血液的黏度增加，易引起冠心病等疾病的发作。所以，老年人应该控制对脂肪的摄入量。另一方面，也要考虑到保持营养素之间的适当比例，如果食物中脂肪含量过少，也会影响到脂溶性维生素的吸收。

一般脂肪供给的热能占总热能的 17%～20%，即每天每公斤体重摄入脂肪量不宜超过 1 克。因此，老年人宜吃含胆固醇低的食物。

4. 糖 类

糖类（碳水化合物）是多糖（如淀粉）、蔗糖、麦芽糖、乳糖、葡萄糖的总称，是供给热能的主要来源。平时我们食物中的糖类主要来自五谷类的淀粉。老年人糖类所供给的热能应占总热能的 55%～60%，其中纯糖（即精制糖，如白糖）不要超过 10%。

人体对葡萄糖的耐量实验证明，随着年龄的增长，人体对糖类的代谢率逐步降低，这主要由胰腺功能低下或是细胞间的葡萄糖代谢的改变所致。如果食糖（如蔗糖）太多，可导致高三酰甘油血症和高胆固醇血症，还可诱发冠心病、心肌缺血或糖尿病。糖又能增加血液中的中性脂肪，好似火上加油，更容易并发高血压、脑梗死、肾病等。

葡萄糖的吸收利用较好，但对老年人来说，果糖更合适。因为果糖在机体内更容易被利用，又能经过氨基化和转氨基作用合成氨基酸。同时，果糖在体内转变为脂肪的可能性也比葡萄糖要小。在老年人膳食中，可加点蜂蜜、糕点、糖果。当然不能过多，并要根据老年人有没有肥胖和冠心病等疾病来合理食用。

5. 矿物质

矿物质是指人体中除了碳、氢、氧、氮之外的各种元素。其中含量较多的有钙、磷、钾、钠、镁、硫、氯等7种元素，其次还有铁、氟、硒、锌、铬、铜、碘等必需的微量元素。对老年人最主要的矿物质是钙、铁、锌、铬，通过下列食物可以摄入。

（1）钙：主要存在于虾皮、芝麻酱、牛奶、小鱼和海带中，另外在很多蔬菜中，如莲花白（甘蓝）、冬苋菜、红萝卜缨中也含有丰富的钙。老年人对钙摄入不足，可患骨质疏松、高血压、动脉硬化等。如果钙摄入过量，也会增大形成肾结石的风险。

（2）铁：主要存在于动物肝、河蟹、海带、芝麻酱中，老年人对铁摄入不足会引起疲倦无力、反应迟钝、记忆力降低，严重的还会导致缺铁性贫血。

（3）锌：主要来自瘦肉、家禽和鱼等动物性食物，以及奶制品、鸡蛋。植物性食物，如豆角和谷类也是锌的主要来源。老年人如果对锌摄入不足会使味觉、嗅觉降低，食欲减退，免疫功能障碍，创伤不易愈合，性功能减退，还可以引起贫血。所以，老年人每天摄锌量以不少于 10 毫克～15 毫克为宜。

（4）铬：主要存在于某些香料（如黑胡椒）、肉、牛奶、水果和谷物中。铬是胰岛素的辅助因子，能激活胰岛素，降低血清胆固醇。

6. 维生素

（1）维生素 A：可维持上皮组织的结构完整，缺乏它就会患夜盲症和眼干燥症。它主要来自动物肝、蛋黄、鱼肝油、乳及乳制品。

（2）维生素 D：是调节钙磷代谢，促进钙磷吸收，维持钙化以及维持免疫功能的重要成分，缺乏它就会引起骨质软化、骨质疏松和免疫力低下。它主要来自动物肝、蛋黄、鱼肝油等。

（3）维生素 E：与肌肉细胞营养、营养性巨幼红细胞性贫血等有关，此外还有抗氧化作用。它主要来自植物油、绿色植物及胚芽等。

（4）维生素 B_1：参加糖代谢和生物氧化，抑制胆碱酯酶活性，与神经功能活动有关，缺乏它会引起脚气病及胃肠道功能障碍。它主要来自酵母、豆、谷物、瘦肉等。

（5）维生素 B_2：参加生物氧化，缺乏它会引起口角炎、舌炎、唇炎及结膜炎等。它主要来自酵母、蛋、绿叶蔬菜、豆及豆制品。

（6）维生素 B_6：是蛋白质代谢和血红素合成必需的辅酶，主要来自酵母、蛋黄、动物肝、红辣椒及谷类。

（7）维生素 B_{12}：促进红细胞生成，缺乏它会引起巨幼红细胞性贫血。它主要来自动物肝、肾、肉等。

（8）维生素 C：与细胞外基质形成有关，参与氧化还原反应，有解毒作用，缺乏它会引起维生素 C 缺乏病（俗称坏血病）。它主要来自新鲜蔬菜、水果等。

7．水

老年人对渴的反应迟钝，特别是高龄老人，应帮助其养成饮水习惯。但饮水量每天应控制在 2 000 毫升以下，若过度喝水会增加心、肾负担而不利于健康。

8．膳食纤维

植物性食物含有较多的膳食纤维。它的功用是：①促进肠道蠕动，增加消化液分泌，从而有利于防止便秘及减少有害物质的积留与吸收；②抗癌作用，对有习惯性便秘的老年人，多吃含膳食纤维多的食物如新鲜蔬菜、水果等是特别重要的。

● 中老年人的膳食指南

人体衰老是不可逆转的发展过程。随着年龄的增加，老年人的器官功能逐渐衰退，容易发生代谢紊乱，导致营养缺乏病和慢性非传染性疾病的危险性增加。合理饮食是身体健康的物质基础，对改善老年人的营养状况、增强免疫力、预防疾病、延年益寿、提高生活质量具有重要作用。针对我国老年人生理特点和营养需求，中国营养学会制定了《中国老年人膳食指南》，这是在《中国居民膳食指南（2007）》10条的基础上补充4条内容。

附《中国居民膳食指南（2007）》：①食物多样，谷类为主，粗细搭配；②多吃蔬菜、水果和薯类；③每天吃奶类、大豆或其制品；④常吃适量的鱼、禽、蛋和瘦肉；⑤减少烹调油用量，吃清淡少盐膳食；⑥食不过量，天天运动，保持健康体重；⑦三餐分配要合理，零食要适当；⑧每天足量饮水，合理选择饮料；⑨如饮酒应限量；⑩吃新鲜卫生的食物。

1. 食物要粗细搭配、松软、易于消化吸收

随着人们生活水平的提高，我国居民主食的摄入减少，食物加工越来越精细，粗粮摄入减少，油脂及热能摄入过高，导致 B 族维生素、膳食纤维和某些矿物质的供给不足，慢性病发病率增加。粗粮含丰富的 B 族维生素、膳食纤维、钾、钙、植物化学物质等。老年人消化器官的生理功能有不同程度的减退，咀嚼功能和胃肠蠕动减弱，消化液分泌减少。许多老年人易发生便秘，患高血压、血脂异常、心脏病、糖尿病等疾病的危险性增加。因此，老年人选择食物要粗细搭配，食物的烹制宜松软易于消化吸收，以保证均衡营养，促进健康，预防慢性病。

（1）老年人吃粗粮的好处：

1）粗粮含有丰富的 B 族维生素和矿物质。B 族维生素包括维生素 B_1、维生素 B_2、维生素 B_6、烟酸、泛酸（维生素 B_5）等，在体内主要以辅酶的形式参与三大营养素的代谢，使这些营养素为机体提供能量；另外还有增进食欲与消化功能，维护神经系统正常功能等作用。B族维生素主要集中在谷粒的外层。比较而言，粗粮的加工一般不追求精细，所以B族维生素含量比细粮高。此外，粗粮中的钾、钙及植物化学物质的含量也比较丰富。

2）粗粮中膳食纤维含量高。膳食纤维进入胃肠后能吸水膨胀，使肠内容物体积增大，大便变软、变松，促进肠蠕动，起到润便、防治便秘的作用。同时，缩短粪便通过肠道的时间，使酚、氨及细菌毒素等在肠道内停留的时间缩短。另外，粗粮中膳食纤维多，热能密度较低，可使摄入的热能减少，有利于控制体重，防止肥胖。

3）调节血糖。粗粮或全谷类食物餐后血糖变化小于精制的米面，血糖指数较低，可延缓糖的吸收，有助于改善糖耐量及糖尿病病人的血糖控制。世界卫生组织、联合国粮农组织和许多国家糖尿病协会、营养师协会都推荐糖尿病病人采用高纤维低血糖指数的粗粮搭配来控制血糖和体重。

4）防治心血管疾病。粗粮中含丰富的可溶膳食纤维，可减少肠道对胆固醇的吸收，促进胆汁的排泄，降低血清胆固醇浓度。同时富含植物化学物质如木酚素、芦丁、类胡萝卜素等，具有抗氧化作用，可降低发生心血管疾病的危险性。

（2）老年人一天吃粗粮的数量：老年人容易发生便秘，糖、脂代谢异常，患心脑血管疾病的危险性增加，适当多吃粗粮有利于健康。研究表明，每天食用85克或以上的全谷类食物可帮助控制体重，减少若干慢性疾病的发病风险。因此，建议老年人每天最好能吃到100克（2两）粗粮或全谷类食物。

（3）使老年人的食物松软且易于消化的措施：在适合老年人咀嚼功能的前提下，要兼顾食物的色、香、味、形。要注意烹调的方法，以蒸、煮、炖、炒为主，避免油腻、腌制、煎、炸、烤的食物。宜选用的食物包括柔软的米面及其制品，如面包、馒头、麦片、花卷、稠粥、面条、馄饨；细软的蔬菜、水果、豆制品、鸡蛋、牛奶等；适量的鱼虾、瘦肉、禽类。

2. 合理安排饮食，提高生活质量

合理安排老年人的饮食，使老人保持健康的进食心态和愉快的摄食过程。家庭和社会应从各方面保证其饮食质量、进餐环境和进食情绪，使其得到丰富的食物，保证其需要的各种营养素摄入充足，以促进老年人的身心健康，减少疾病，延缓衰老，提高生活质量。

与家人一起进餐，其乐融融。老年人的进餐环境和进食情绪状态十分重要，和家人一起进餐往往比单独进餐具有更多优点。有调查表明，老年人与家人、同伴一起进餐比单独进餐吃得好，不仅增加对食物的享受和乐趣，还会促进消化液的分泌，增进食欲，促进消化。老年人和家人一起进餐有助于交流感情，了解彼此在生活、身体、工作方面的状况，使老年人享受家庭的乐趣、消除孤独，有助于预防老年人心理性疾病的发生。

3. 重视预防营养不良和贫血

60 岁以上的老年人随着年龄增长，可出现不同程度的老化，包括器官功能减退、基础代谢降低和体成分改变等，并可能存在不同程度和不同类别的慢性疾病。由于生理、心理和社会经济情况的改变，老年人摄取的食物量可能减少而导致营养不良。另外，随着年龄增长而体力活动减少，并因口腔尤其是牙的问题和情绪不佳，可能致食欲减退，热能摄入降低，必需营养素摄入减少，而造成营养不良。2002年中国居民营养与健康状况调查报告表明，60岁以上老年人低体重（体质指数小于18.5）的发生率为17.6%，是45岁～59岁的2倍；贫血患病率为25.6%，也远高于中年人群。因此，老年人要重视预防营养不良与贫血。

（1）体重不足对老年人健康的负面影响：老年人营养不良最明显的表现为体重不足。体重不足是长期膳食热能、蛋白质摄入不足的结果，同时也可能伴有其他微量营养素供给不足。体重不足对老年人的健康可产生一系列危害。

1）增加疾病的易感性。体重下降往往伴有体内代谢改变，蛋白质合成减少，出现负氮平衡，抗体合成减少，免疫力下降，以至增加对疾病的易感性，急性和慢性传染性疾病的发病机会增多。

2）骨折率上升。在一定范围内体重与骨密度呈正比，故轻体重者易骨折，而且瘦弱者在摔倒时缺少脂肪保护，亦易致骨折。

3）损伤及外科伤口愈合缓慢。当机体进行大面积伤口愈合时，需要较多的热能和蛋白质，饮食中往往不能提供其全部的营养需要，因此，缺乏组织储备的瘦弱者，其愈合过程很慢。

4）易出现精神神经症状。体重不足的人可能会出现冷

让我再活六十年

淡、易激怒、倦怠、精神抑郁、神经质、不安或失眠。

5）某些应激状态下消瘦者的耐受力低下。应激状态如延续的体力活动、受损伤、环境刺激、饥饿、外科手术等，正常者可增加激素分泌，调动体内代谢以对付应激状态，而消瘦者不能应付应激状态。

6）对寒冷抵抗力下降。瘦弱者缺少正常量的体内脂肪来防止身体的过量散热，因而易出现畏寒症状。

7）经不起疾病消耗。发热或患慢性消耗性疾病时，易变得更瘦，因其缺乏脂肪贮存而只能使组织蛋白质燃烧以提供热能。

（2）预防老年人营养不良与体重不足的措施：

1）保证充足的食物摄入，提高膳食质量。增加营养丰富、容易消化吸收的食物。选择食物时，应注意保证奶类、瘦肉、禽类、鱼虾和大豆制品的摄入，按照饮食习惯烹制合乎口味的膳食，以保证热能和优质蛋白质的摄入，使体重维持在正常范围。

2）适当增加进餐次数。老年人由于胃肠功能减退，一次进食较多，食物不易消化吸收，可少量多餐，每天进餐 4 次或 5 次，这样既可以保证需要的热能和营养素，又可以使食物得到充分吸收利用。对于已经出现营养不良或低体重的老年人，更应注意逐步增加食量，使消化系统有适应的过程。

3）适当使用营养素补充剂。部分老年人由于生理功能下降及疾病等因素不能从膳食中摄取足够的营养素，特别是维生素和矿物质，可适当使用营养素补充剂。

4）及时治疗原发病。老年人中支气管炎、肺气肿、肿瘤、心脑血管疾病、胃肠疾病等发病率增加，这些疾病容易导致营养不良。因此，积极治疗原发病是改善营养状况的重要措施。

5）定期称量体重，监测营养不良。体重减轻是老年人营养不良的主要表现，若体重突然急剧下降可能是一些重大疾病发生的前兆。因此，应当经常称量体重。

（3）贫血对老年人健康的影响：

1）贫血可使免疫力低下，致机体容易发生感染。

2）贫血可使神经系统和肌肉缺氧，容易出现疲倦乏力、头晕耳鸣、神情淡漠、记忆力衰退、抑郁等症状和认知功能受损，体能和工作能力降低。

3）老年人贫血容易对心脏产生不良影响。由于血红蛋白携氧能力减弱，心脏耐缺氧的能力下降，而老年人大多数都有不同程度的心血管疾病基础，可出现心慌、心跳加快，使心脏负荷加重。严重时可导致心律失常、心脏扩大、心力衰竭。

4）由于血红蛋白量减少，氧气的运送能力减弱，稍微活动或情绪激动可导致血液含氧量进一步降低和二氧化碳含量升高，出现气急、面色苍白、出冷汗等症状。

5）贫血时消化功能和消化酶分泌减少，可导致食欲不振、恶心、呕吐、腹胀、腹泻等。

6）贫血可导致血管收缩和肾脏缺氧，使肾功能受损，可出现尿素氮升高，甚至蛋白尿，同时也会加重原有的肾脏疾病。

让我再活六十年

（4）防治老年人贫血的措施：

1）增加食物摄入。贫血的老年人要增加主食和各种副食，保证热能、蛋白质、铁、维生素 B_{12}、叶酸的供给，提供造血的必需原料。

2）调整膳食结构。因为植物性食物中铁的利用率较差；动物性食物是膳食中铁的良好来源，吸收利用率高，维生素 B_{12} 含量丰富，因此，贫血的老年人应注意适量增加瘦肉、禽、鱼、动物血和肝的摄入。同时应食用新鲜的水果和绿叶蔬菜，因其可提供丰富的维生素 C 和叶酸，促进铁吸收和红细胞合成。注意吃饭前后不宜饮用浓茶，以减少其中单宁等物质对铁吸收的干扰。

3）选用含铁的强化食物。如强化铁的酱油、面粉及其制品等。国内外研究表明，食物强化铁是改善人群铁缺乏和缺铁性贫血最经济、最有效的方法。

4）适当使用营养素补充剂。当无法从膳食中获得充足的营养素时，可以有选择性地使用营养素，如铁、B 族维生素、维生素 C 等补充剂。

5）积极治疗原发病。许多贫血的老年人除了饮食营养素摄入不足以外，还患有其他慢性疾病，这些慢性疾病也可导致贫血。因此，需要到医院查明病因，积极治疗原发病。

4. 多做户外活动，维持健康体重

随着年龄的增加，老年人的各器官功能逐渐衰退，多做户外活动可以延缓老年人体力、智力和各器官功能的衰退，同时户外活动有利于体内维生素 D 的合成，可预防或推迟骨质疏松的发生。根据老年人的生理特点，可选择步行、慢跑和体操等耐力性项目。运动量应根据自己的健康状况制定。锻炼前可做几分钟的准备活动，循序渐进，慢慢增加运动量，不要急于求成。活动的环境应选择空气清新、场地宽敞、锻炼气氛好的场所。

● 培养科学的饮食习惯

成年人的饮食习惯是长期养成的，要想改变，绝非易事。

人到老年，体质渐弱，胃口也大不如从前。所以，食物必须营养丰富且易于消化。为防止癌症发生，可多吃含防癌、抗癌的食物，如菠菜、番茄、芹菜、苹果、枣子、柑橘类水果、菠萝、豌豆、豆芽菜、胡萝卜等。

老年人合理饮食的基本原则是营养全面，品种多样。对于身体很胖或者患有心脑血管疾病的老年人，少吃油荤是应该的。而对大多数老年人来讲，适当地进食些肉、鱼和蛋类，不仅无损，反而有益。老年人的消化吸收功能低下，食物应尽量切碎煮烂。油腻或油炸的食物不容易消化，多吃还会使摄入的脂肪过多，应加以节制。

老年人尤其不要暴饮暴食，以免发生急性胃扩张、消化不良，以及诱发急性胰腺炎、胆囊炎或胆结石、胆绞痛、心肌梗死等。老年人应该采取少食多餐，定时定量的进食方式。老年人一般每天饮水量以1 500毫升～2 000毫升为宜，但夜间睡前要少饮水，以免小便过多，影响睡眠。老年人常有肾动脉硬化，对体内酸碱平衡调节的储备能力较差，若食物搭配不当，容易引起酸碱平衡失调。所以老年人的膳食做好荤素搭配，做到酸碱平衡也是必要的。

● 不同性格老年人的饮食调理方法

　　一些医学家研究发现，人的情绪和性格会因日常饮食的影响而发生一定变化。如能合理利用二者关系，因势利导，则可在消除人的消极心理因素方面起到一定作用。从古至今，饮食一直在人们的日常生活中占据着重要地位。精美的食物不单可以果腹养身，更有愉悦心情的功效。平时我们常听到人们以"味同嚼蜡"来形容那些外观缺乏美感、品味又不够鲜美的食物。这样的一餐不仅影响食欲，更会破坏用餐者的心情。老年人由于年龄的关系，消化吸收功能减退，容易产生厌食心理。如果每餐都面对这样的食物，会使人的情绪长期处于低迷状态，于健康自然不利。此时若能适当改善一下用餐环境，烹制两三样色、香、味、形俱佳的小菜，并佐以新鲜的水果，心情和食欲必然大不一样。要把简单的吃饭变成一种味觉、嗅觉、视觉的综合享受，这也是老年人保健养生应注意的事项。

　　人的性格同样也或多或少地受平时饮食的影响。营养学研究发现，膳食中某些特定营养素的缺乏，可导致人性格上的变异。例如，长期食用烟酸含量过低的食物，能使人感觉焦虑不安，性格变得抑郁内向。美国营养学家发现，糖类的食用价值要高于其他食物。糖类能供给人体热能，使人精力保持旺盛。此外，糖类在消化、分解时，会促使大脑产生大量的 5 - 羟色胺，这种物质能使人感到心情舒畅、安宁。而患有躁狂症和抑郁症的人，正是因为大脑中缺乏 5 - 羟色胺。有关饮食与性格的调查，英国医学家也进行过。他们证明，蔬菜、水果、荞麦面、燕麦面、麦麸制品及糖类对人的焦虑及压抑心情有良好的调节作用。由此他们推论，英国人沉静与幽默的性情与他们常吃燕麦、黑面包、土豆、蔬菜和水果有很大关系。

人的性格除了与摄入的营养素相关外，良好的饮食习惯也是一个颇具影响力的因素。有些人自幼就形成了偏食、暴食、独食、挑食或吃饭不定时，任意浪费食物的不良习惯。还有的家庭在吃饭时常常训斥人，而这些都可以导致日后性格中不良因素的形成。

根据近年来的一些研究成果，将不同性格者的情绪营养饮食疗法归纳如下。

1. 以我为中心、任性的人

以我为中心、任性的人多有偏食或暴饮暴食的习惯，易致营养不平衡、不全面。建议少吃过量的主食，多食鱼、肉，多吃绿、黄色蔬菜，如油菜、小白菜、番茄、胡萝卜等；少吃过咸的食物，如盐菜、酱菜。炒菜时应少放酱油和盐。

2. 遇事不决、优柔寡断的人

遇事不决、优柔寡断的性格与日常主食摄入量多，蔬菜摄入量少，花样变化少，缺乏必需氨基酸及维生素有一定关系。建议少吃鱼、肉类食物，多吃富含维生素 B_6 的食物，如脱脂大豆粉、糙米、麦片、香蕉、甜玉米等，使神经递质如 5-羟色胺、牛磺酸、多巴胺等的浓度升高。多吃维生素 B_2 含量高的食物，如胡萝卜、绿色蔬菜、猪肝、鸡蛋等，以提高机体对环境的应激适应能力。多食含维生素 A 及维生素 C 的食物，可增强机体对职业及环境因素负荷的耐受和适应能力。含维生素 C 的食物有新鲜蔬菜和水果；含维生素 A 的食物有鸡肝、羊肝、猪肝、鸡心、肉鸡等；胡萝卜素含量多的有红心红薯、紫薯、胡萝卜、苋菜等。此外，佐餐时还可加些刺激性调味品，如辣椒及胡椒粉等，也有助于增强自信及判断能力。

3. 易激动、易发火的人

研究表明，食盐及含糖量高的食物摄入过多，而蛋白质、钙、碘摄入不足，会引起情绪激动、性情急躁、睡眠不良。这种性格的人基础代谢率高，故热量摄入也应高于一般人，每天总热量应在 10 460 千焦（2 500 千卡）以上。蛋白质摄入应在每公斤体重 1.5 克左右。建议采用高蛋白饮食，多吃含钙的食物，如豆类、豆制品、牛奶、虾皮、海带、紫菜、蚌肉、干酪、虾、蟹等。冬苋菜、红萝卜缨、莲花白（甘蓝）、土豆亦可多食。还可多食核桃、花生、桂圆、蘑菇、黄豆、瘦猪肉、猪肝等富含 B 族维生素的食物及富含维生素 C 的食物。除三餐外最好能加餐两次，可食用红枣百合汤、红枣小豆粥及柑橘类果汁等。

此外，应注意少吃盐；忌食刺激性的浓茶、咖啡、烈性酒，禁烟；禁食刺激性调味品，如辣椒、咖喱粉、胡椒粉，以及大量生葱、生蒜等。

4. 焦虑不安的人

焦虑不安性格的形成主要与乙酰胆碱不足有关。胆碱与乙酸结合形成乙酰胆碱，后者能越过神经细胞之间的间隙，传导神经冲动。食用胆碱和烟酸含量高的食物，能抑制焦躁不安的情绪。含胆碱的食物有肝、大豆、蛋黄、稻米、面粉等；含烟酸丰富的食物有牛肝、花生酱、花生、莴笋、全麦面包、番茄、土豆、牛奶等。此外，摄取盐量过多，也会使水分代谢异常，电解质紊乱。有时不吃早餐或晚餐，吃饭时间无规律，或吃饭速度太快，常喝咖啡或浓茶，都能使精神过于兴奋。建议吃口味清淡的饭菜；多吃含钙丰富的食物；并多吃含磷丰富的食物，如黄豆、花生、小米、鸡蛋等。

5. 情绪消极、依赖性强的人

情绪消极、依赖性强的人一般缺乏维生素 A 和维生素 E，并且摄取的糖过量。维生素 A 和维生素 E 缺乏时，能使机体对职业及环境因素负荷的耐受和适应能力降低，同时使神经系统功能减弱，因此遇事容易产生不积极、不主动的思想。这种性格的人应多摄取含维生素 A 和维生素 E 丰富的食物，如肝脏类（羊、鸡、猪肝）、食用油、豆类、蛋类、谷类、鸡心、羊心、鸡肉、奶油、蛋黄粉、奶粉、蟹肉等。多吃含胡萝卜素丰富的食物，如胡萝卜、苋菜、红心红薯、紫薯等。此外，水果如柑橘类、芒果、枇杷等也能起到补充作用。

另外，摄取过量的糖会使血液中的葡萄糖在转换成热能时，消耗大量的矿物质，从而使血液中酸碱不平衡，呈酸性反应。建议中老年人吃甜食如蛋糕、甜点心等时有所节制，同时少饮可乐和果汁等甜性饮料；多吃含盐的糕点，如苏打饼干及鸭蛋、酱牛肉等；多吃富含维生素 B_1 的食物，如瘦猪肉、羊肉、豆腐、啤酒等。

让我再活六十年

6. 胆小怕事的人

胆小怕事性格的形成除受遗传因素及家庭环境的影响外，可能与膳食结构不合理有关。日常饮食中钙、钠摄入量不足会使人的性格受到负面影响。钙是人体内含量最多的矿物质，对维持生命起着很重要的作用。钙能维持内环境的稳定性，能镇定神经。不同的年龄、不同的性别、不同的种族、不同的生理情况、不同的自然和社会环境，还有个体生活的方式，对钙和钠的代谢都有不同的需要和影响。此外，素食者、吃含草酸食物（如菠菜、笋、菠萝）及植酸食物（如玉米、竹笋）多者、摄入高蛋白食物者以及食盐量高者对钙的吸收、利用和排泄均不一样。从目前的调查结果看，人群中缺钙现象较为普遍。日常饮酒多、吃肉类多者及食盐量高者，易使神经肌肉兴奋性增强。因此，胆小怕事的人应多食含钙丰富的饮食；少饮酒，多吃成碱性食物如水果、蔬菜等，这样能在一定程度上增强处理事务的能力和判断能力。

7. 粗心大意的人

暴食、暴饮、吃独食、挑食、吃饭不定时、任意浪费食物、吃饭不讲究卫生、不重视吃饭礼仪等，都是使人形成粗心大意性格的因素。这种性格的人应多吃含维生素 B_6 的食物。维生素 B_6 在啤酒酵母、米糠、焙烤食物、干酵母中最丰富；金枪鱼、牛肝、脱脂大豆粉次之；糙米、麦片、香蕉、鸡肉、甜玉米中亦有一定含量。此外，应多食含维生素 A 的食物，以提高 5 - 羟色胺、多巴胺、牛磺酸的水平，促使人情绪稳定，增强机体对职业及生活环境的耐受和适应

健康小卫士系列丛书（二）

让我再活六十年

能力。还应多吃含维生素 C 的食物，以增强机体对外环境刺激的抵抗力。少食成酸性食物，如鸡肉、鸭肉等，以保持体内的酸碱平衡，增强对事物的应激能力。

8. 爱猜疑的人

缺乏烟酰胺，可使人变得敏感，凡事多猜疑。烟酰胺是食物中的烟酸通过胃肠道酶解而产生的，存在于血液中。烟酸和烟酰胺均可在胃肠被快速吸收。食物中的烟酸主要以辅酶 I 和辅酶 II 的形式存在。色氨酸可转化为烟酸，平均60 毫克色氨酸可转化为 1 毫克烟酸，其转化过程受维生素 B_2、维生素 B_6 和铁营养状况的影响。因烟酰胺是烟酸的衍生物，故从食物中摄取时，应以富含烟酸的食物为主。其主要来源为猪肝、猪肉、大米、小麦粉、黄玉米、黄豆、高粱、大白菜、菠菜等。烟酸缺乏时，人会出现神经系统症状——好猜疑，对任何事、任何人都产生怀疑和不信任感；严重时，还能使人精神错乱，甚至痴呆。此外，膳食蛋白质中的色氨酸也可转变为烟酸。因此，增加蛋白质可增加体内烟酸含量，因而增加烟酰胺含量。此外，摄取热能不足和鱼肉类的蛋白质不足易引起贫血和体力不足，从而使得精神紧张，好猜忌。建议这样的人坚持长时间吃高热能食物，如大米、面粉、蔗糖、糖果及高蛋白高钙食物，这样有助于减轻贫血症状，而猜疑不安的情绪自然会有所缓和。

9. 爱絮叨的人

大脑缺乏 B 族维生素，如维生素 B_1、维生素 B_6 和维生素 B_{12}，是爱絮叨性格形成的主要因素。维生素 B_1 缺乏会引起失眠、不安、易怒、健忘等；维生素 B_6 缺乏会出现精神抑郁、记忆力下降；生素 B_{12} 缺乏则可导致轻度的神经错乱。絮叨的人主要是记忆力下降，思维能力降低，事物综合处理能力差，所以总以为对方不能理解自己的意思，从而言语反复。可用酵母加小麦胚芽，再用牛奶和蜂蜜调匀，每天吃 3 次，经常服用可以改善絮叨的毛病。此外，可多吃瘦猪肉、豆类、粗粮、麦芽糖，还可摄取羊肝、鸡肝、猪肝、牛肝、蛤肉、海蟹、鸭蛋、鸡蛋黄、脱脂奶粉、沙丁鱼罐头等维生素 B_{12} 含量高的食物。

10. 顽固、固执的人

顽固、固执性格多与挑食、偏食有关。平时不喜欢吃蔬菜，偏食肉类及高脂肪食物，使血液中的尿酸增加，个性变得顽固、好斗，遇事固执己见、不能接受新鲜事物、不愿听从不同意见，缺乏对环境及周围事物的变通性。建议少吃红色肉类如猪肉、牛肉，多吃白色肉类如鱼，多吃绿黄色蔬菜，减少饭菜中的食盐含量，少喝清凉饮料，改变不食早餐的习惯。如能坚持，当有所收益。

● 合理的膳食调配

1. 营养素的供给

首先根据用膳者的年龄、性别、劳动强度和性质、身体健康状况及其他有关情况，以每天膳食中营养素供给量为基础，选择食物的种类和数量，组成平衡膳食，以充分满足机体的需要。从平衡膳食的角度衡量，每天膳食应由粮谷类、蔬菜水果类、动物性食物类、豆类及油脂组成，其中粮谷类是指米、面、杂粮等食物，主要供给淀粉，其次供给蛋白质、矿物质、B族维生素和膳食纤维；蔬菜和水果类包括鲜豆、根茎、叶菜及茄果等，主要提供膳食纤维、矿物质、维生素C和胡萝卜素；动物性食物类包括肉、禽、鱼、奶、蛋等，主要提供蛋白质、脂肪、矿物质、维生素A和B族维生素；豆类包括大豆及其他干豆类及豆制品，主要提供蛋白质、脂肪、膳食纤维、矿物质和B族维生素；油脂提供脂肪、必需脂肪酸及脂溶性维生素。

原则上只要每天膳食包括上述几类食物，并轮流选用同一类中的各种食物，即可使膳食多样化，并使各种食物在营养成分上起互补作用，满足机体的需要。

2. 注意膳食的色、香、味和多样化

食物的色、香、味等感官性状是食物对人体的条件刺激因素，可形成条件反射，并决定摄食中枢的兴奋或抑制过程。因此，饭菜应该色彩丰富、香气扑鼻、滋味鲜美。同时尽量做到食物品种和烹调方法多样化，以促进食欲，有利于食物的消化吸收。

3. 每餐饭菜应具有一定的饱腹感

每餐饭菜应具有一定的容积，食后产生饱腹感。但为了避免消化系统的过度负担，每餐食物容积也不能过大，使人恰好有饱的感觉。

4. 注意季节变化

一般夏季饭菜应当清淡爽口，冬季饭菜以浓厚为宜。

5. 尽可能照顾用餐人员的饮食习惯

各民族、各地区人民，以及个人的饮食习惯是长期适应一定的生活条件而形成的，选用喜欢的食物品种，并按习惯的烹调方法进行制作，方能使这些食物被充分消化、吸收和利用；但对于不良的饮食习惯，如暴饮暴食、偏食则应予以纠正。另外，注意所购食物一定要新鲜、卫生、无毒，不能购买霉变、变质、不新鲜的食物及掺杂掺假食物。

● 合理的膳食制度

全天食物供给应做到定时、定质、定量。

在一天不同的时间内，人体所需的热能和各种营养素不完全相同，加之大脑皮质的兴奋过程和胃肠对食物的排空时间与人们生理的需要相适应，故针对不同的生活和工作情况，规定适合于生理需要的膳食制度特别重要。这样可保证所给予的食物能被充分消化、吸收和利用，对维护人体健康极其有益。制订膳食制度时应注意以下几点：

（1）注意胃肠的消化能力，能使食物中的营养素被充分消化、吸收和利用。

（2）两次进餐间隔要适中。间隔太短，缺乏很好的食欲；间隔太长可引起强烈的饥饿感，使血糖降低，影响工作、学习效率。一般两餐间隔时间为4小时～6小时。

（3）各餐食物比例分配合理。一般早餐占全天总热能的25％～30％，以保证上午的工作、学习、活动需要；中餐占40％，一是补充上午的消耗，又为下午的工作、学习做储备；晚餐一般占30％～35％，因为一方面夜间睡眠时热能消耗不大，另一方面，多吃富含蛋白质和脂肪的食物会影响睡眠。

（4）用膳时间应和生活制度相配合。

● 合理的烹调方法

各类食物中所含营养素的数量一般是指烹调前的含量，大多数的食物经过加工、贮存和烹调会损失一部分营养成分。因此，不但要认真选择食物，还要科学合理地保存、加工和烹调食物，以最大限度保留食物中的营养素。

食物经过烹调处理，可以杀菌并增进食物的色、香、味，使之味美且容易消化吸收，提高其所含营养素的利用率。但在加工烹饪过程中食物也会发生一系列的物理化学变化，使某些营养素遭到破坏。因此，在烹饪过程中，一方面要尽量利用其有利因素提高营养，促进消化吸收；另一方面要控制不利因素，尽量减少营养素的损失。

1. 烹调对米、面主食中营养素含量的影响

在淘洗时，可发生营养素的损失，特别是水溶性维生素 B_1、B_2 及烟酸和矿物质，一般维生素 B_1 可损失 29％～60％，维生素 B_2 和烟酸可损失 23％～25％。米越精白，搓洗次数越多，淘米时浸泡的时间越长、淘米用水温度越高，各种营养素损失也越多。不同的烹调方法也会对营养素含量有影响，蒸煮比较好。煮饭时加热，也可损失一部分维生素，如维生素 B_1 可再损失原含量的 17％，烟酸损失 21％；吃捞饭丢弃米汤的方法营养素损失最多，除维生素 B_1、维生素 B_2 和烟酸可分别损失 50％、67％、76％外，还可失掉部分矿物质。

面粉常用的加工方法有蒸、煮、炸、烙、烤等，制作方法不同，营养素损失程度也不同。一般蒸馒头、包子时，维

生素 B_1、维生素 B_2 和烟酸含量均变化不大；烙饼时，维生素 B_1 和烟酸损失不超过 10%，而维生素 K 可损失 20%；煮面条、饺子时大量的营养素如维生素 B_1（可损失 49%）、维生素 B_2（可损失 57%）和烟酸（可损失 22%）可随面汤丢弃。炸油条时，因为既有高温又加了碱，可使维生素 B_1 全部破坏，维生素 B_2 和烟酸损失达 45% 左右，所以要少吃油条。

2. 烹调对蔬菜中营养素含量的影响

蔬菜是我国人民膳食中维生素 C、胡萝卜素和矿物质的主要来源。浸泡可使 B 族维生素和维生素 C 损失，在切菜过程中也可损失部分维生素 C。所以洗菜时要用流水冲洗，不可在水中长时间浸泡；要先洗后切，不要切得太碎；吃菜时要连汤一起吃；做汤或焯菜时要等水开了再把菜放入，且不要过分地挤去水分；蔬菜要现做现吃，切忌反复。急火快炒对维生素 C 的损失最少，总维生素 C 的保存率为 $60\%\sim70\%$；胡萝卜素变化更小，可保留 $76\%\sim94\%$。如将菜在开水中焯后再炒，则维生素 C 损失很大。用先焯再炒法烹调，小白菜的总维生素 C 仅保存 16.7%；若为煮菜，将水煮沸后再放入菜，维生素 C 保存可达 81%。烹调前蔬菜的存放时间长，维生素 C 被氧化也可造成维生素 C 的损失。

3. 烹调对动物性食物中营养素含量的影响

肉蛋等动物性食物烹调后，除维生素外，一般营养素的变化不大，猪肉中维生素 B_1 在红烧、清炖损失最多（$60\%\sim65\%$），蒸和炸次之（约 45%），炒损失最少（约 13%）。维生素 B_2 的损失以蒸最高（约 87%），其次为清炖和红烧

（约 40%），炒肉丝损失较少（约 20%）。炒猪肝时，维生素 B_1 的损失为 32%，维生素 B_2 几乎可全部保留。鸡蛋在炒、煮时，维生素 B_2 很少损失，维生素 B_1 损失 7%～13%。鸡蛋蒸、煮和炒营养素损失少，煎鸡蛋维生素 B_1 损失较多，可达 22%。

4. 减少烹调加工时营养素损失的措施

做米饭时，尽量减少淘米次数；淘米时，不可用力搓洗；淘米水的温度不能过高；煮饭时，米汤不能废弃；制作面食少用油炸方法。烹调蔬菜或其他食物时，加少量淀粉收汁。另外，淀粉中含有还原型谷胱甘肽，具有保护维生素 C 的作用。肉类中也含有谷胱甘肽，如将蔬菜和动物性食物混合烹调，同样可减少维生素 C 的损失。各种蔬菜应尽量新鲜，根茎类蔬菜最好先洗后切，洗切与下锅烹调时间间隔不要过长。蔬菜尽量采用急火快炒，不要把菜先煮后挤出菜汁再炒。煮菜汤时，应水沸后再下菜。炒具应使用铁锅或砂锅。

5. 减少烹饪中产生致癌物的措施

（1）裹一层面糊再煎炸。煎炸的菜品，香味浓郁、口感酥脆，比如炸鸡腿、炸鱼、煎牛排等。煎炸这类食物时，蛋白质经过高温可产生大量的多环芳烃类、杂环胺等强致癌和致突变物。要想减少致癌物产生，可在原料外裹一层厚度适中的面糊（可用淀粉、蛋清混合）再下油锅煎炸。这些面糊就像给原料穿上了一件"保护衣"，不让原料直接在高温的油里加热，可最大限度减少致癌物的产生。裹面糊时，应尽量均匀、厚度适中，使加热均匀。另外，煎炸食物时油温最好控制在 200 摄氏度以下（用中火加热），煎炸时间最好不要超过两分钟。

（2）炒菜时加醋。在烹饪过程减少致癌因素，还要尽可能多地吸收维生素 C。因为维生素 C 可阻断亚硝基化合物（一种可导致消化道癌症的物质）的形成。加醋有两个好处，第一是保护食物中的维生素 C，因为维生素 C 在酸性环境下更加稳定。第二，加醋能促使维生素 C 的吸收，因为维生素 C 在消化道中被吸收是靠一种选择性吸收的细胞，这种细胞有个特点是喜酸，醋中的醋酸会刺激这种细胞，让其大量吸收维生素 C。

（3）出锅前勾芡。做菜时，食物里的矿物质、维生素等营养物质会损失到汤中。而芡汁就像是一件"保护衣"，能更多地保留维生素 C。通常勾芡要掌握好时间，应在菜肴九成熟时进行。过早会使芡汁发焦；过迟则使菜受热时间长，容易失去脆嫩的口感。

（4）少吃烧烤食物。烧烤食物有诱人的香味和可口的滋味，但食物经过烧烤维生素被大量破坏，脂肪、蛋白质也会受到损失。肉类在烧烤过程中可产生杂环胺等致突变物质，还会产生致癌作用较强的苯并（a）芘，可以诱发某些癌症。此外，烧烤时还会产生二氧化碳、二氧化硫等有害气体和灰尘，污染空气。为了降低烧烤食物中致癌物质的含量，可采取以下手段：

1）选择瘦肉和鱼，选择脂肪少的用于烧烤。

2）防止食物和火焰直接接触。

3）不让油滴在炭上，限制煤烟的形成。

4）烹调时应低温长时间进行。

5）不要将食物烤焦。

● 中老年人适量运动对健康的益处

应该肯定地说，适当的运动对健康大有益处。下面以跑步为例，介绍锻炼的好处。跑步是一种极为简单、人人都能进行的运动项目，能使身体各部位都得到锻炼。特别强调，老年人跑步速度不能太快，应根据自身状况而定。

1. 跑步对人体的作用比较全面

（1）跑步可以保护心脏。心脏是人体易衰老的重要器官，心脏功能正常对其他内脏功能有直接的影响。医学上认为，保持健康先要保持心脏功能。中年人易得缺血性心脏病，因冠状动脉堵塞而致心肌缺血，引起心绞痛、心肌梗死。进行跑步锻炼可使冠状动脉保持良好的血液循环。长期跑步锻炼的人，冠状动脉不会因年龄而缩窄，可保证有足够的血液供给心肌，从而可以预防各种心脏病，保持良好的心脏功能。

（2）跑步是一项全身性运动，能够加速周身血液循环，调整全身血液分布，消除淤血现象。通过下肢运动，推动人体向前移动的同时，有力地驱使静脉血回流心脏，可减少下肢静脉和盆腔淤血，预防静脉内血栓的形成。

（3）跑步可以调节大脑皮质的兴奋和抑制，有益提高神经系统的功能，消除脑力劳动的疲劳，预防神经衰弱。跑步还可以调节人体内部平衡，调剂情绪，振作精神，改善物质代谢，促进新陈代谢，降低血脂浓度（尤其是血清胆固醇浓

让我再活六十年

度），控制人体重量，是减肥的极好方法。经常练习长跑的人有较深的体会，有明显的健身强心作用。

对于健康而言，从什么年龄开始运动都有效，有时间多锻炼，没时间少锻炼，只要动起来就好，哪怕只是一招一式。一般中老年人不提倡举重、角斗、百米赛这种无氧代谢运动，而以大肌群节律性运动为特征的有氧代谢运动，如步行、慢跑、游泳、骑车、登楼、登山、球类、健身操等为好，各人随意选择。

2. 何时运动才真正有利于健康呢？

早晨、下午和晚上，在什么时间锻炼呢？这是一个有争议的问题。古人讲究"闻鸡起舞"，健身一般选择在早晨。如果是为了减肥，为了增加对运动技能的记忆，早晨非常好。人在早晨一觉醒来的时候，已经把昨晚吃进去的热能消耗得差不多了，这个时候不吃饭去锻炼，就会导致一个结果——"燃烧"脂肪。因为早晨热能低了，肝脏里还有一部分糖原，当这些糖原的浓度降低到一定程度的时候，脂肪"燃烧"就会成为主导的供能方式，这时就使减肥成为可能。所以早晨运动对减肥和防治脂肪肝有特殊的好处。此外，人在早晨学健美操、交谊舞、太极拳……学任何一种技能，都比在其他时间学更容易掌握。因此，早晨锻炼取得的健康效益，在某种意义上说更多一些。

但近年来的研究表明下午或晚上才是锻炼的最佳时间。其理由是植物经过一夜的新陈代谢，呼出大量的二氧化碳，所以早晨树林里二氧化碳的浓度相对高一些，一些灰尘也在空气中飘浮，对人的健康不利；上午 6 时至 9 时是冠心病和脑出血发作最危险的时刻，发病率要比上午11时高出3倍多；人体在上午交感神经活性较高，随之而来生物电不稳定性增加，易导致心律失常，可能出现心室颤动，引起猝死；人的动脉压在上午较高，增加了动脉粥样硬化斑块破裂的可能性，易导致急性冠脉综合征发作。科学家们在不断地探索生物钟和运动之间的关系，以求找到一个每天能够消耗脂肪最多的时间。结果发现，身体温度的变化将最大限度地影响锻炼的质量与效果。也就是说，锻炼时体温越高，锻炼的效果就越好。通常，在起床前的1小时～3小时体温是最低的，而到了下午的时候就会升到最高。所以，在进行体育锻炼时，建议避开心血管事件"高峰期"，将时间安排在下午及晚上进行。在这个时间里，人体肌肉温暖、体力充沛、心律平稳、血压较低。

当然，锻炼时间还受到工作、学习的限制。一个人的锻炼是否能坚持在很大程度上取决于是否能够按时去做。所以把时间安排在不会影响正常工作的时间段才能坚持下去。

在决定什么时间锻炼之前，最好先问自己两个问题。

第一，你的作息时间是什么？你是不是在下午或晚上的时候都很忙？是不是早晨的锻炼更适合于你？或者，你是否有必要调整早晨、下午或晚上的锻炼？

第二，你何时感觉状态最佳？你早晨起床有困难吗？你是不是那种办事拖拉的人？那样的话，锻炼肯定就会被你排到最后一项了。

也许你会认为早晨更活跃，你的状态最好而愿意在早晨锻炼。但你是否想过，你还有一整天的事情要做，还需要你

让我再活六十年

以更充沛的精力去处理一天的事务。但具有讽刺意义的是，早晨锻炼比下午锻炼有一个最大的优点：人们很容易坚持下来。因为早晨锻炼不会存在时间安排冲突的问题，人们也不会受其他事情的影响而分心。而能否持之以恒是锻炼的一个重要影响因素。

不过，无论选什么时间，都要遵循以下的建议，从而使锻炼更有效，也更有趣。

（1）早晨锻炼：

1）头天晚上把第二天要穿的衣服和鞋子准备好。

2）设两个闹钟，一个放在床边，一个放在房间里，这样可以防止你偷懒。

3）找一个同伴。通常和一个同伴一起锻炼是很有趣的。当你想偷懒或放弃的时候，你的同伴会提醒你，促使你坚持下去。

（2）下午或晚上锻炼：

1）确定锻炼时间并坚持下去，不要让其他事情分心而放弃锻炼。

2）如果你在户外锻炼，一定要注意安全。夏天时要防止中暑和脱水，要多喝水。

无论是早晨锻炼，还是下午锻炼，运动都要适量。

3. 多大的运动量才适宜呢?

运动，需要因人制宜，循序渐进。开始的时候活动不要太剧烈，以后逐步增加运动量，而不仅是简单地活动一下。衡量运动是不是过量，除了可以用心率（见下）来反映外，还有一个最简便的办法就是谈话实验，如果运动的过程中喘得都说不上话了，就说明运动过量了。

不管做什么运动，尤其对于中老年人，从锻炼身体来说，适合做的是全身性的活动。比如说游泳、跑步、走路，这些都可以，做体操也行。但是总要达到一定的量。通常掌握"三、七"的运动是很安全的。"三"指每天步行约 3 千米，时间在 30 分钟以上，每周要运动 3 次以上，只有规律性地运动才能有效果。如果运动的时间在 20 分钟以内，强度也不算很大，恐怕最多就是消耗一点血液循环当中的血糖吧，起不到减肥或者是消耗身体里积累过多脂肪的作用。"七"指运动后心率加年龄约为 170，这样的运动量属中等度。比如 50 岁的人，运动后心率达到 120 次/分；60 岁的人，运动后心率达到 110 次/分，这样能保持有氧代谢。若身体素质好，有运动基础，则可到 190 次/分左右；身体差的，年龄加心率到 150 左右即可，不然会产生无氧代谢，导致不良影响或意外。

需要注意的是，吃得特别饱以后，立即进行运动肯定不好，这是因为饭后血液都集中到胃部去消化食物了。

● 什么是保健食品

我国《保健食品监督管理条例》中指出："保健食品，是指声称并经依法批准具有特定保健功能的食品。保健食品应当适宜于特定人群食用，具有调节机体功能，不以治疗疾病为目的，并且对人体不产生急性、亚急性或者慢性危害。保健食品产品及说明书应当经国家食品药品监督管理部门审查批准。以补充维生素、矿物质为目的的营养素补充剂纳入

让我再活六十年

保健食品管理。"从该定义中可看出，保健食品首先应该是一种食物，而且食物是："指各种供人食用或者饮用的成品和原料以及按照传统既是食物又是药品的物品，但是不包括以治疗为目的的物品。"——《中华人民共和国食物安全法第九十九条》。这种食物只能是对机体起调节功能的作用，而不能像药物那样对疾病起治疗作用，调节机体功能也只是某些方面的功能，适宜特定人群食用。

既然是保健食品就区别于普通食物。普通食物主要是解决饥饿问题，是日常生活中身体所需要的。而保健食品是针对特定人群有一定的辅助作用和调节作用。比如说某人有疲劳感，这不是哪个营养素能解决的问题，需要通过药食同源的、可以用于保健食品的物品做成的不同制剂，包括胶囊、片剂、口服液、饮料等调节。

国外对保健食品的认识也存在很大分歧，保健食品的名称也有很多种，有功能食物、健康食物、医用食物、药物食物、营养药物食物、设计食物、特定保健用食物、有机食物等，一般称健康食物较多。但从目前市场上的保健食品来看，不少保健食品并不完全符合我国食物安全法有关食物的要求，有些保健食品与"食物"的规范有一定距离，如有些是由多种中药配制成的，有些是以一种化合物制成的，根本没有食物的特征。

● 我国保健食品的发展及管理

我国 20 世纪 80 年代开始有少量保健食品上市，主要是以滋补品类为主，而且大部分是以酒为载体的药酒，宣称有辅助治疗作用，没有保健药品和保健食品之分。无论是企业的自身技术、管理水平、市场营销还是消费者对保健食品的认识，都处在一个较低的水平。市场上大约有100家的"保健食品"生产经营企业，年产值大约为16亿元。到20世纪90年代，国内经济快速发展，"花钱买健康"成为时尚，保健品市场上开始出现口服液和胶囊剂型的保健食品和添加中药的化妆品。一大批民营企业如太阳神、沈阳飞龙、巨人迅速崛起，掀起了保健食品发展的一个高潮。保健食品行业进入竞争和繁荣阶段，但由于有些厂家并不具备生产能力，而是一哄而起，一些产品卫生不达标，配方不规范，广告虚假，产品虚假，厂家是只要赚钱就草率上马，造成了保健食品市场鱼龙混杂、良莠难分，经过"蜂王精大战"、"鳖精大战"、"脑黄金大战"、"燕窝大战"、"减肥大战"，市场非常混乱，特别是媒体揭露一些伪劣保健食品问题后，消费者开始对保健食品产生不信任感，保健食品市场开始走向危机，在1994年出现低谷。1998年保健食品开始走出低谷，到2000年年产值超过500亿元，企业数量和年产值都达到了历史最高点。2001年太太药业和交大昂立在证券交易所上市，保健食品行业进入鼎盛时期。在保健食品行业迅速发展的同时，保健食品行业连续发生负面事件，企业盲目夸大宣传、媒体连续的负面报道迅速造成了"恶果"，"三株"从年销售额80亿元到垮台，消费者对保健食品的信任度不断降低。从2001年开始，这个行业再次陷入"信任危机"，市场总额不断缩水，保健食品消费一路走低。2003年Sars给保健食品行业带来了福音，消费者重新建立对保健食品的信心，需求有了极大增长。中国加入世界贸易组织，来自国际市场要求中国政府开发直销市场的呼声，引起政府和社会对该行业的重点关注，行业内重新洗牌。国外保健食品巨头纷纷以高姿态进入保健食品行业。

从政府对保健食品的管理来看，早在1984年就有了群众团体性质的学术组织，称为中国保健食品协会。但是直到1995年10月的《食物卫生法》、1996年6月的《保健食品管理办法》及1996年7月的《保健食品功能学评价程序和检验方法》的发布，卫生部才开始整顿保健食品市场。原料是保健食品得以发展的物质基础，也是当前阻碍保健食品更快更健康发展的瓶颈之一。关于保健食品原料规定的文件以2002年的《卫生部关于进一步规范保健食品原料管理的通知》为主，其中有201种物品被列入了可用于保健食品的范畴。2003年卫生部印发《保健食品检验与评价技术规范》，对保健食品的检验、评价及评审进行了修订。2003年保健食品的审批由卫生部转到国家食品药品监督管理局。此后，国家食品药品监督管理局颁布了《保健食品注册管理办法》，一系列的整顿措施遏制住了保健食品市场的混乱局面，保健食品的生产、销售基本走上正轨。凡是带有卫生部或食品药品监督管理局批准的保健食品检验标志的产品才能上市，使消费者有了一些安全感。2009年2月28日《中华人民共和国食物安全法》正式颁布，同年6月1日生效，其中第51条规定："国家对声称具有特定保健功能的食物实行严格监管……具体管理办法由国务院规定。"随后《食物安全法实施条例》进一步明确了食品药品监督管理部门负责对保健食品实行严格监管。依据法律规定，国务院责成有关部门围绕保健食品的定义、品种管理、生产经营以及广告监管等问题，展开了紧锣密鼓的调查研究，并于2009年5月31日对《保健食品监督管理条例（送审稿）》公开征求意见，收集来自社会各界多达万条的意见。

但目前看来，单看一个保健食品上有无卫生部批准的标志似乎还不够，消费者还应多一些自我保护意识。

● 中老年人选择保健食品的原则

总的来说，每种保健食品都有一定的功能，没有包治百病的药，更没有具有各种功能的保健食品。因此，一定要根据自己的需要选择保健食品，千万不要听别人说某种保健食品好，就去盲目购买。选择保健食品要有针对性，要注意保健食品的标签说明及标志，要观察食用效果。有几条原则可作参考：

（1）当中老年人感到在某些营养方面存在问题时，首先应考虑的是膳食是否存在某些缺陷，然后按照合理营养和平衡膳食的要求调配好（每天3餐～5餐）膳食组成，以满足中老年人各方面的健康需要。在某些特殊情况下，膳食无法满足要求时，才考虑采用保健食品。

（2）如果要采用保健食品，首先要认定该产品是否经过卫生部或国家食品药品监督管理局批准，在产品上要找到有关部门批准的图案。切不可去购买一些夸大宣传，吹嘘得很厉害的产品，以免上当受骗。

（3）选择保健食品要阅读说明书。经批准的说明书中包

让我再活六十年

括产品配方、功效成分、保健功能、适宜人群、使用方法及用量等，这些内容对消费者具有重要指导意义。

（4）要有针对性。若缺乏某种营养素，就采用某种营养素补充剂；若感到身体某种功能有问题，就采用具有该种功能的保健食品。

（5）不要重复服用功能相同的多种保健食品，以免过量引起不良反应。

（6）要注意任何保健食品都不能代替药品，以免延误病情。

（7）功能作用相同的保健食品应考虑价格，不一定越贵越好。

● 与中老年人关系较大的、目前可选择的保健食品

（1）中老年人身体抵抗疾病的能力下降，如易感冒等，可采用调节免疫功能产品。

（2）中老年人胃肠消化功能减退，常易出现便秘，可选用改善消化、润肠通便、改善肠道菌群的保健食品。

（3）血脂偏高、血压偏高的中老年人，可采用调节血脂或降血压功能的保健食品。

（4）中老年人比青壮年容易发生贫血，如经检查有贫血者，可采用改善营养性贫血功能的保健食品。

（5）对轻度血糖浓度升高，可采用有辅助降血糖作用的保健食品。

（6）改善记忆常是中老年人的需要，但这种产品的功能

评定实验指标还不够，并要注意说明书上适宜人群是否是中老年人，因少年儿童和老年人记忆的生理变化是不一样的。

（7）老年人骨质疏松率较高，可选择补钙和增加骨密度的保健食品，但在老年人采取改善方法时要注意效果。

（8）中老年人容易失眠，某些改善睡眠产品可能有用，但个体差异较大。

总之，采用保健食品要注意效果。效果不好，不必继续服用，人体也不是吃药品和保健食品越多就越好，要针对自己的需求而定。

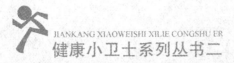

JIANKANG XIAOWEISHI XILIE CONGSHU ER
健康小卫士系列丛书二

让我再活六十年

饮食带来的风险
及其避免措施

● 食物中的主要有毒有害物质

食物中的主要有毒有害物质按其性质可分为生物性、化学性和物理性三类。

（1）生物性：有微生物，包括细菌及细菌毒素、霉菌及霉菌毒素等；寄生虫及其卵，常见的有蛔虫、囊虫、肝吸虫、肺吸虫、旋毛虫及姜片吸虫等；昆虫，常见的有甲虫类、蛾类、螨类等。

（2）化学性：残留的农药和兽药；工业未经处理的废水、废气、废渣，主要有汞、镉、砷、铅、铬、酚、多环芳烃等；食物添加剂，主要是化学合成色素、防腐剂、甜味剂、发泡剂、抗氧化剂等；食物容器及包装材料，主要是金属容器中的铅、铝、锌和橡胶制品中的防老化剂、增塑剂、色素、未聚合的单体以及石蜡、油墨等。

（3）物理性：主要是石头、金属、泥块、骨头、玻璃等；放射性元素铯－137 和锶－90 等。

● 营养素缺乏与过量对人体都有风险

众所周知，营养素是保证人体生长发育和维持健康的基础，但过量摄入也会给机体带来危害。首先，值得注意的是生理需要量和毒副作用量之间的差值。一方面，营养素对于生命和良好的健康是必需的；另一方面，它们也会对生命造成威胁。当营养素的摄入量非常低的时候，会导致营养素缺乏症；然而过高的摄入量可能会引起毒副作用。最适宜的摄入量是建立在引起缺乏或毒性的剂量之间。一种营养素的最

让我再活六十年

适宜摄入量可定义为满足某器官对某种营养素的最低生理需要量，并且不会产生不利作用。其次，要关注膳食中营养素成分之间可能存在的相互作用。例如，如果一份膳食包括富含蛋白质的鱼或鱼制品（含有胺类），还包括绿叶蔬菜比如菠菜（含有亚硝酸盐），它们之间的相互作用可能会导致在胃中形成强致癌物质——亚硝胺（如二甲基亚硝胺）。如果普通营养素对健康造成危害，它们肯定是有很高的活性或在组织中具有高度蓄积性。营养素可被分成两组：宏量营养素（脂肪、糖类和蛋白质）和微量营养素（维生素和矿物质，包括微量元素）。

● 宏量营养素的副作用

宏量营养素是热能的来源，如果一种宏量营养素提供的热能百分比发生变化，则将不可避免地引起另一种宏量营养素摄入量的变化。一般推荐膳食中蛋白质提供热能占总热能的 11%～15%，脂肪提供总热能的 20%～30%，糖类提供总热能的 55%～65%。

（1）脂肪：膳食摄入成倍的脂肪，如果没有充足的糖类会导致脂肪提供热能占 80%。大量研究表明，若膳食中摄入的脂肪提供总热能的 40%～50%，虽然没有引起毒性作用，但足以产生各种不利作用，如肥胖、心血管疾病、高脂血症和肿瘤（如乳腺癌）发病率的增加。

（2）糖类：是为人体提供热能的三种主要的营养素中最廉价的营养素。食物中的糖类包括单糖、双糖、多糖和纤维素等。成倍地摄入糖类会导致脂肪和蛋白质的摄入明显减少。大量摄入糖类的不利作用是使其他宏量营养素的吸收减少，而不是其毒性作用。但一小部分乳糖酶缺乏的人群摄入过高的糖类后会对健康产生不利影响。

（3）蛋白质：成倍地摄入蛋白质（占总热能的 30%）会加速肾小球硬化的进程。蛋白质摄入量比生理需要量稍微高点是安全的，因为蛋白质能被有效地清除。蛋白质主要在肝内代谢，氨基酸代谢为尿素。在加工和/或存储含蛋白质的食物时，含硫氨基酸非常容易被氧化，导致其营养价值下降。如果摄入过多的氧化的氨基酸（如赖氨酰丙氨酸），将会产生毒性作用。蛋白质摄入过多也会产生不利作用。一个非常熟知的例子就是食物成分相互作用生成亚硝胺。来源于鱼蛋白的二级胺类会与来源于食用蔬菜的亚硝酸盐反应生成亚硝胺。如果膳食中含有维生素 C，则能阻止亚硝胺的生成。因为维生素 C 能阻止硝化反应。因此，在摄入这样的膳食时，应注意同时摄入维生素 C 丰富的食物。

● 微量营养素过量的危害

1. 维生素

维生素分成两组：脂溶性维生素（维生素 A、维生素 D、维生素 E、维生素 K）和水溶性维生素（维生素 C、生物素、烟酸、泛酸、叶酸及其他 B 族维生素等）。维生素对健康的危害主要表现为维生素缺乏，但摄入大量维生素也会产生毒性作用，特别是脂溶性维生素，因为它们能在人体内蓄积。尽管膳食中的维生素一般不引起毒性作用，但是近年来维生素补充剂和维生素强化剂使用呈现越来越多的趋势；另外，

让我再活六十年

维生素越来越多地用来作为天然抗氧化剂，代替人工抗氧化剂，若长期过量摄入维生素会带来健康方面的风险。

（1）维生素 A 及类维生素 A：包括一大类具有维生素 A 活性的物质，如视黄酮、视黄醛和视黄酸，以及一大类具有和不具有维生素 A 活性的人造的、结构相似的物质。在动物性食物中，维生素 A 以视黄基酯复合物的形式存在。维生素 A 在鱼肝油中含量最高，全奶和蛋中含量也很丰富。食物消费数据表明，成人每天维生素 A 摄入量是 1 500 微克视黄醇当量（RE），而推荐的饮食营养素供给量是每天1 000 微克视黄醇当量（美国）。我国男女分别为每天800 微克视黄醇当量、700 微克视黄醇当量。如果摄入大量的维生素 A，会引起各种急性和慢性的中毒反应，如头痛、呕吐、复视、脱发、黏膜干燥、脱皮、骨骼畸形和肝脏损伤等。大量食用肝和鱼肝油或其他维生素 A 补充剂可达到推荐的饮食营养素 A 供给量的 15 倍。妇女在怀孕头 3 个月摄入 500 微克/公斤～1 500 微克/公斤的 13 顺式视黄酸，会导致自发流产和出生缺陷（如颅骨畸形，脸部、心脏、胸腺和中枢神经系统缺陷）的发病率增高（大于 20%）。摄入大剂量的维生素 A（高维生素 A 血症）会使结合蛋白饱和（被游离维生素 A 饱和），导致细胞膜损伤。

（2）维生素 D：对于骨骼生长和矿物质平衡是必需的。皮肤暴露在紫外线下可以促进 7 - 羟胆固醇合成维生素 D_3（胆钙化醇）。维生素 D_2（麦角钙化醇）是植物中的麦角固醇暴露在紫外线下形成的。强化食物（如人造黄油）、牛奶、鸡蛋和奶油是维生素 D 的主要来源。维生素 D 的推荐膳食供给量，成人为 5 微克/天（200 单位/天），年轻人为 10 微克/天（400 单位/天）。维生素 D 具有潜在的毒性，尤其是对于儿童。过量摄入维生素 D 会导致高钙血症和高尿钙症，引起软组织钙化、不可逆的肾损伤（肾钙质沉着症）以及心血管损伤。尽管许多年来一直没有制定维生素 D 的毒作用剂量，但是已知儿童摄入维生素 D 的量达 45 微克/天（1 800单位/天）即可导致维生素 D 过多症。

（3）维生素 E：又称生育酚，是一类重要的天然物质，包括 α 生育酚、β 生育酚、γ 生育酚和 δ 生育酚四种。最主要和最具有生物活性的维生素 E 是 α 生育酚。

食物（如菜油、小麦胚芽、坚果、绿叶蔬菜等）中的维生素 E 含量变化很大。在食物的储存和加工过程中会大量损失。与其他脂溶性维生素相比，口服维生素 E 是相对无毒的。大剂量摄入维生素 E 可能出现与促氧化有关的症状。大部分成人耐受 100 毫克/天～800 毫克/天的口服剂量。

（4）维生素 K：维生素 K 对于维持正常凝血是必需的，包括天然来源的维生素 K_1、肠道寄生菌合成的维生素 K_2，以及人工合成的维生素 K_3 和维生素 K_4。维生素 K_1 存在于绿叶蔬菜等植物性食物和动物性食物中。即使长时间大量摄入维生素 K_1 也未见有毒性作用的报道。然而，维生素 K_3 则会引起新生儿溶血性贫血、高胆红素血症与核黄疸。其作用机制与其与巯基的相互作用有关。

（5）水溶性维生素：水溶性维生素包括维生素 C、生物素（维生素 H）、烟酸、烟酰胺（尼克酰胺）、泛酸、叶酸、维生素 B_1、维生素 B_2、维生素 B_6 和维生素 B_{12} 等。摄入相

让我再活六十年

对大剂量的水溶性维生素不会产生有害结果，因为水溶性维生素能被机体很快清除。每天摄入维生素 C 剂量高达 1 克也不会产生毒性作用，但如果长时间大量摄入超过 1 克/天的维生素 C 可产生胃肠不适，如呕吐、腹泻、腹痛等，毒性作用会在 1 周～2 周消失。维生素 B_1 在许多谷物的胚芽中，以及豌豆、坚果和酵母中含量丰富，即使口服非常高剂量的维生素 B_1 也不会产生毒性。静脉给予推荐膳食供给量的几百倍维生素 B_1 会产生各种毒作用。烟酸存在于肝、肾、豆类、鱼、麦麸、谷物胚芽和酵母中，高剂量的烟酸能导致血管扩张或发热。维生素 B_6 在肝、肾和蛋中含量较高，其急性毒性作用很低，口服 200 毫克～300 毫克仍未有毒作用的报道。如果长时间摄入 1 克以上的维生素 B_6，会引起共济失调或严重的感觉神经障碍。

2. 宏量元素

矿物质包括一大类对细胞和代谢系统具有重要作用的元素。在动物或植物性食物中，矿物质组成各种复杂的矿物盐。矿物质产生毒性的重要原因之一，是其在水环境（如消化道）中的可溶性。钠盐和钾盐极易溶于水，因此能在肠道很好地被吸收；其他一些元素，如钙和磷形成复杂盐类，因此相对不易溶解，这些元素在肠内不容易被吸收，摄入后大部分将随大便排出。

（1）钙：成人体内大约含有 1 200 克钙，主要存在于骨骼中。膳食中钙主要存在于牛奶和奶酪中。钙的每天摄入量随年龄和性别而异，从 600 毫克～1 200 毫克不等。肠道对钙的吸收受许多因素，如维生素 D、蛋白质、乳糖、植酸、膳食纤维、脂肪和磷酸盐的影响。一般来说，钙的吸收率约为15%，其毒性作用非常少见，许多健康成人每天摄入2 500毫克的钙也未见产生毒性作用。然而，长期摄入过高的钙会影响肠道对其他必需元素如铁和锌的吸收，还可能引起高钙血症和肾功能下降。

（2）钠：是细胞外液和血液中主要的阳离子。钠的生理功能主要是调节渗透压和细胞膜的动作电位。对钠的需要量取决于机体的活动量和外界温度，健康成人每天需要量为300毫克～500毫克。在大多数食物中，钠以氯化钠的形式存在。单纯摄入过多的氯化钠会导致水分从细胞内液流向细胞外液，最终引起细胞脱水和高血压。只要能满足对水的需要，肾就能清除过多的钠盐。这种作用是可逆的。持续摄入大量的钠（2 500毫克/天），尤其是摄入氯化钠，会引起高血压。从人类的研究资料来看，钠的安全剂量范围是非常狭窄的。

（3）钾：是细胞内主要的阳离子。钾在细胞内的浓度比在细胞外液中高30倍。细胞外液的钾在传导神经冲动（调节骨骼肌收缩）和维持血压方面具有重要的生理作用。钾还具有维持糖类、蛋白质的正常代谢；维持细胞内正常渗透压，细胞内外酸碱平衡；维持心肌正常功能等作用。钾的膳食来源是土豆、大豆、面粉和新鲜水果。钾的安全剂量范围相对狭窄，推荐膳食供给量为2 000毫克/天，毒作用剂量为18 000毫克/天。曾有报道，成人从肠内或肠外摄入高达18 000毫克的钾引起毒性作用（高钾血症）。急性高钾血症会导致心肌抑制。高钾血症也可能由肾衰竭、肾上腺素分泌

让我再活六十年

不足或受伤后应激而发生。

（4）氯：是细胞外液中最主要的无机阴离子，对维持水和电解质平衡有重要作用，并且氯也是胃液的重要组成成分。所知道的唯一引起高氯血症的因素是脱水。

（5）镁：主要存在于肌肉、软组织、细胞外液和骨骼中。每天膳食中镁大约有 70% 来自蔬菜和粮食，没有明显的证据表明口服镁对肾功能正常的人有害。镁储留引起的高镁血症通常与肾功能损害联系起来，早期症状包括恶心、呕吐、高血压。高镁血症通常发生于用含镁药物治疗而不是膳食摄入镁。

（6）磷：是构成骨骼的重要元素，通常钙磷比例为 2：1。几乎所有食物中都含有磷，推荐膳食供给量为 1 200 毫克/天。在许多食物中磷含量过多，钙磷比例为 1：2，导致血钙浓度降低，引起甲状腺功能亢进，骨钙丢失。正常膳食中的磷不会产生有害作用。

3. 微量元素

常见的微量元素有锌、硒、碘、铜、铁、氟、铬、钼、钴、锰等。微量元素通常作为酶的辅助因子或辅酶，因此是重要的营养素。对于许多微量元素来说，生理需要量和毒作用剂量之间的范围非常窄。这里要讨论的是安全剂量范围适中的微量元素：锌、铜、铁、硒和氟。

（1）锌：在肉类、全谷类和豆类中含量丰富，摄入 2 克以上的硫酸锌会出现急性毒性反应，包括胃肠功能紊乱和呕吐。相对低的摄入量的作用更值得关注。志愿者摄入 18.5 毫克～25 毫克锌就会影响铜的状况。甚至连续几周每天摄入 80 毫克～150 毫克锌会引起血浆高密度脂蛋白减少。连续 6 周以上摄入 20 倍推荐膳食供给量的锌会导致免疫系统损伤，连续几个月摄入 10 倍～30 倍推荐膳食供给量的锌会导致高锌血症、小细胞性贫血。因此，长时间摄入超过 15 毫克/天的锌是不提倡的。

（2）铁：是机体运输氧的重要元素。铁离子与血红蛋白（红细胞）和肌红蛋白（肌细胞）的卟啉结合。肝、牛肉、小米和小麦中富含铁。在蔬菜和谷类中，铁以肌醇六磷酸和磷酸盐的形式存在。对于这些不溶性盐类，铁几乎不能经小肠上皮细胞吸收。如果高铁释放出来，被还原成亚铁，则可以经小肠吸收。摄入大量铁的硫酸盐后会出现毒性反应。摄入铁的硫酸盐中毒常常在孩子中发生。急性铁中毒症状为在摄入 1 小时之内呕吐，随后腹泻、胃肠道出血，严重者最终导致血液循环衰竭甚至死亡。

（3）铜：常作为细胞色素氧化酶和多巴胺羟化酶等许多酶的辅酶。绿色蔬菜、鱼和肝中含较多的铜。成人铜的推荐膳食供给量是 1.5 毫克/天～3.0 毫克/天。总的来说，因膳食摄入铜而中毒的病例非常少见。曾有报道慢性铜中毒导致肝硬化和大脑功能障碍（如粗大颤动和人格变化）。成人摄入高达 35 毫克/天的铜也不会出现毒副作用。用铜容器盛装或加工酸性食物或饮料会导致铜摄入量增加，长期食用这些食物或饮料会产生毒性。

（4）硒：既可来源于植物性食物也可来自于动物性食物。在海产品、肝、肾和各种种子（如粮食）中含量丰富。植物中硒的含量取决于植物所生长的土壤中硒的含量。硒在

让我再活六十年

（脂质）过氧化物的解毒中发挥着重要的作用。过氧化物的解毒是由含硒的酶——谷胱甘肽过氧化物酶催化的。曾有报道摄入 30 毫克硒后出现了急性毒性反应，症状有呕吐、腹痛、腹泻、指甲变形、头发脱落、外周神经炎、疲劳和易兴奋。慢性硒中毒者每天摄入约 5 毫克的硒，出现指甲变形、头发脱落。在中国含硒的地带，平均每天膳食摄入 1 毫克亚硒酸钠，2 年以上会出现指甲增厚、断裂，皮肤排泄物具有大蒜气味。

（5）氟：在饮水、植物（如茶）和动物食物中含量很低，但浓度变化很大。氟沉积于人体骨组织和釉质中。氟对牙健康的作用已经被证实。如果摄入大量氟会产生毒性反应。氟的正常每天摄入量为 1 毫克～2 毫克。每天摄入20毫克～80 毫克的氟会引起氟化钠中毒，其特征是钙化引起肾功能障碍，也可能会影响神经和肌肉的功能。一个体重为 70 公斤的成年人，一次摄入 5 克～10 克氟化钠即可导致死亡。每天摄入 10 毫克的氟对于成年人来说是不提倡的。

● 食物中生物性因素带来的风险

有害微生物一方面长期危害人类的健康和生命，另一方面危害农业和畜牧业的发展，给人类文明带来的灾难是十分沉重的。例如，1997 年中国香港发生禽流感事件，不得不宰杀 140 万只鸡，仅政府赔偿损失即达 14 亿港元；2003 年在我国暴发的严重急性呼吸综合征（"非典"，SARS），2004 年的禽流感和 2009 年的甲型 H1N1 流感的全球范围内流行，给人民生命健康、社会经济带来了严重的损害和影响，同时也促进了人们对烈性传染性疾病病原体危害的认识，引起了各国政府的高度重视和广大科技工作者的极度关注。

食物中的有毒有害物质能导致许多疾病，主要有细菌感染性疾病、病毒感染性疾病、寄生虫病、真菌毒素中毒、有毒动植物中毒等。统计数据显示：我国每年平均有近5万人因食物中毒而使健康受到损害，每年因食物中毒死亡300多人。在各种病原体中，微生物性病原体的卫生问题最为重要。从我国每年的食物中毒病例的分析来看，微生物性食物中毒占据首位。动物性食物是引起食物中毒的主要食物，其中，肉及肉制品占20%，水产品占10%。例如，水产品中的副溶血性弧菌和寄生虫，熟肉制品中的单核细胞增生李斯特菌和沙门菌，生食蔬菜中的肠出血性大肠埃希菌，乳制品中的葡萄球菌肠毒素以及婴幼儿食物中的阪崎肠杆菌和沙门菌等严重威胁消费者的健康。

我国以因华支睾吸虫感染而引起的肝吸虫病为代表的食源性寄生虫病较为严重，估计华支睾吸虫感染者达1 200多万人。带绦虫病主要分布在西藏、四川、新疆、青海等西部省（市、自治区），主要因牧民生食牛肉而感染（牛带绦虫病）。生食或半生食猪肉和鱼、蟹等引起的其他食源性寄生虫病，如囊尾蚴病、旋毛虫病、弓形虫病、肺吸虫病等，在局部地区，特别是西部贫困地区仍然高发。寄生虫病已成为许多农牧民因病致贫、因病返贫的重要原因，严重阻碍着西部经济发展的步伐。

要防止食物中有毒有害物质对人体的危害，应全面贯彻《中华人民共和国食品安全法》和各类食物安全标准及管理

让我再活六十年

办法，认真落实企业卫生规范（GMP）。世界卫生组织总结了不同国家食源性疾病发生情况的资料，提出了安全制备食物的 10 项原则。

（1）选择经过安全处理的食物。许多食物如各类水果和蔬菜，其自然状态是最佳状态，也有的食物未经处理可能是不安全的。经过处理的食物可以提高安全性和保存期。某些生吃的食物，如莴苣，则需要清洗干净。

（2）彻底加热食物。许多生的食物，如绝大多数的家禽、肉类以及未经消毒的牛奶常被病原体污染，彻底加热可杀灭病原体。要牢记食物所有部位的温度都必须达到 70 摄氏度以上。炖鸡时，如果靠近鸡骨的部分还是生的话，请放回炉上直至完全炖熟。冷冻的肉、鱼和家禽必须彻底解冻后再加热。

（3）立即食用做熟的食物。烹调过的食物冷却至室温时，微生物已开始繁殖。放置的时间越长，危险性越大。从安全角度考虑，食物出锅后应立即吃掉。

（4）妥善贮存熟食物。当你必须提前做好食物或需要保留剩余食物时，必须牢记应把这些食物贮存在 60 摄氏度以上或 10 摄氏度以下的条件下。假如你想把它们贮存 4 小时以上的话，必须照此办理。婴幼儿食物不得贮存。引起大量食源性疾病的一个常见原因，是把大量热食物存放在冰箱里，超过了冰箱的负荷，食物中心温度不能很快降下来，中心温度较长时间保持在 10 摄氏度以上，使致病菌很快大量生长繁殖达到中毒量。

（5）彻底再加热熟食物，这是消除微生物的最好办法。

微生物在贮存时也许已经生长繁殖（适宜的贮存仅能减慢微生物的生长，但并不能杀灭它们）。再次彻底加热是指食物所有部位的温度至少达到 70 摄氏度。

（6）避免生食物与熟食物接触。经过安全加热的熟食物稍微接触生食物就会被污染。这种交叉污染可能是直接的，即当生的家禽肉接触熟食时即可发生。交叉污染还可能是隐蔽的。例如，如果先处理生鸡，然后再用这未经清洗、消毒的案板和刀具切熟食食物，会产生交叉污染。

（7）反复洗手。当你开始食物加工前和每次间歇之后，必须把手洗净，尤其是去厕所后。当你收拾生鱼、生肉、生禽之后，必须再洗手，然后才能开始处理其他食物。假如你的手受伤感染了，必须包上绷带或戴上手套，然后才能开始加工食物。还必须记住，家养的宠物如狗、鸟，尤其是龟常常携带致病菌，要避免通过你的手污染食物。

（8）必须精心保持厨房所有表面的清洁。由于食物极易受污染，所以用来制备食物的所有用具的表面都必须保持绝对干净。要记住任何食物的残渣、碎屑或残余物都会变成一个潜在的细菌库。接触餐具和厨房用具的抹布应该每天更换，并在下次使用之前煮沸消毒。用来清洗地面的墩布也应经常清洗。

（9）避免昆虫、鼠类和其他动物接触食物。各种动物常常携带引起食源性疾病的病原微生物，最好的保护方法是将食物贮藏于密闭容器里。

（10）使用净水。净水对于制备食物与饮用同样重要。若供水不保险的话，请在加入食物或制冰或饮用前，将水煮

饮食带来的风险及其避免措施

让我再活六十年

沸。要特别注意婴儿食物的用水。

● 加热过度引起的油脂劣变

食物在进行煎、炸、炒等烹饪时，均需将油熬热以驱除油脂中一些有异味的物质。在日常生活中，加热油脂的温度一般不超过 200 摄氏度。在此温度下，油脂不至出现过热劣变产物。但在特殊情形下，局部油温可超过 200 摄氏度，此时油脂会出现有害的热聚合物。所谓油脂热聚合，指的是脂肪酸聚合成环状物，这种聚合可以是同一分子三酰甘油（甘油三酯）中的脂肪酸聚合，也可以是一个分子三酰甘油中的脂肪酸与另一个分子三酰甘油中的脂肪酸相互聚合。热聚合需要的温度为 200 摄氏度～300 摄氏度。热聚合物十分黏稠，湿度越高，其稠度及黏度也越高，说明聚合物越多。油脂热聚合有几种形式，即环状单聚体、二聚体、三聚体和多聚体。环状单聚体即同一分子三酰甘油的脂肪酸聚合成环状。有些学者将属于环状单聚体的己二烯环状化合物分离出来以后，按 20％的比例掺入基础饲料，喂大鼠 3 天～4 天即出现死亡；按 10％的比例掺入，则出现脂肪肝；按 5％的比例掺入，则出现体重下降、生长迟缓。其他环状单聚体对机体的有害作用可归结为：①肝脏毒性；②生殖毒性；③降低营养素的吸收，降低营养价值；④降低体重，影响食欲。

关于二聚体和三聚体，其毒性与单聚体有所不同。二聚体是两个不同分子甘油三酸酯的脂肪酸聚合成环状，由于其分子较大，故吸收程度低于环状单聚体，相对而言，其毒性不及单聚体。至于三聚体或多聚体，由于分子更大，故不易吸收，不出现毒性。

● 防止高温加热引起油脂劣变的措施

（1）控制煎炸用油的温度，保持在 170 摄氏度～200 摄氏度。煎炸用油达 250 摄氏度或 280 摄氏度时，油脂颜色很快变为深褐色且黏稠，不可食用。煎炸过程中可使用油温自动控制设备。

（2）煎炸用油加热时间不宜过长，应尽量减少反复使用煎炸油的次数。凡炸过三次的油，最好不再用于炸食物。炸食物时，尽量避免使用剩油，因此一次加油不宜过多，最好少量多次加入新油。炸食物时间较长时，应随时添加新的生油以稀释锅中陈旧的熟油，防止形成聚合物。

● 油脂氢化产生的反式单烯脂肪酸

反式脂肪酸是不饱和脂肪酸的一类，是顺式脂肪酸的构象异构体。反刍动物的肉品或乳制品中含有反式脂肪酸，如果用天然脂肪反复煎炸会生成小量的反式脂肪酸。人类食用的反式脂肪酸主要来自经过部分氢化的植物油。部分氢化过程会改变脂肪的分子结构（让油更耐高温、不易变质，并且增加保存期限），但氢化过程也将一部分的脂肪改变为反式脂肪酸。由于能增添食物酥脆口感、易于长期保存等优点，此类脂肪被大量用于市售包装食物，以及餐厅的煎炸食物中。

自 20 世纪末，医学界发现反式单烯脂肪酸能降低体内有益的高密度脂蛋白胆固醇的含量，增加有害的低密度脂蛋

让我再活六十年

白胆固醇，逐步揭示了反式单烯脂肪酸对健康的危害。事实上，天然食物中反式脂肪酸是普遍存在的，当反式单烯脂肪酸含量很低时不会影响健康。

1. 高含量反式单烯脂肪酸的食物

（1）反刍动物（如牛、羊）的脂肪组织和乳及乳制品。

（2）氢化食用油脂如人造黄油、起酥油等加工的食物。

（3）经高温反复使用的油及其油炸食物。

摄入较多的反式单烯脂肪酸对健康的危害比饱和脂肪酸大。

2. 危　害

（1）降低高密度脂蛋白胆固醇浓度，提高低密度脂蛋白胆固醇浓度，导致动脉粥样硬化。

（2）增加血液黏稠度和凝聚力，导致血栓形成。

（3）诱发妇女的 2 型糖尿病。

（4）影响中枢神经系统，干扰儿童发育，引发老年痴呆。

（5）增加乳腺癌的发病率。

● 控制反式单烯脂肪酸摄入量的措施

不吃、多吃脂肪会对身体造成伤害，吃错脂肪对身体伤害更大。目前国内对于反式单烯脂肪酸的摄入量尚没有严格的规定，但无论这个标准是多少，人们都应尽量避免食用。因为与其他可在饮食中摄取的脂肪不同，反式单烯脂肪酸对健康并无益处，也不是人体所需要的营养素。控制反式单烯脂肪酸摄入量的具体措施如下：

（1）在选购食用油的时候尽量选用压榨油，如压榨菜子油、花生油、橄榄油等。

（2）在烹饪菜肴时尽量不要高温烹炸，以免催生反式脂肪酸。

（3）尽量避免食用反式单烯脂肪酸含量较高的加工食物，从源头上控制反式脂肪酸的摄入量。

● 烟熏、烧烤、油炸食物产生强烈致癌物——苯并(a)芘

苯并(a)芘主要导致人类的胃癌、皮肤癌和肺癌等。流行病学的调查则发现，在熏鱼、熏肉食用多的地区，胃癌的人群发病率较高，而改变生活习惯以后胃癌的发病率则下降，而大气中的苯并(a)芘的存在浓度与肺癌的发病率存在正相关。苯并(a)芘可以通过皮肤、呼吸道、消化道进入血液或沉积于肺泡而危害人体健康。它的性质很稳定，在食物的烹饪过程中不易被破坏。食物中苯并(a)芘的来源一般有两种：①大气污染所致；②在食物加工中生成。

食物的烟熏、烧烤、油炸过程是苯并(a)芘污染的重要原因。熏烟中苯并(a)芘的形成与生烟时的温度直接相关，在400摄氏度以上时苯并(a)芘的生成量随温度的升高而增加，在400摄氏度以下时苯并(a)芘的生成量较少。而在对食物进行烧烤加工时，食物中所含的脂类化合物在高温下分解产生多环芳烃化合物，当油滴滴入火中时，苯并(a)芘的含量增加。食物如果进行长时间的高温油炸，也会生成苯并(a)芘。

让我再活六十年

● 避免苯并(a)芘对食物污染的措施

为了提高食物的安全性，避免苯并(a)芘对食物的污染，应严格控制食物的加工条件，具体如下：

（1）避免明火烧烤。

（2）避免长时间高温油炸。

（3）尽量采用冷熏处理食品。

● 加热过度引起蛋白质劣变产生强致突变物——杂环胺

蛋白质过度加热与一般加热不同。一般加热时，蛋白质分子的内部因获得热能而发生变性，造成空间构象破坏，分子肽链松散。变性的蛋白质，黏度增加、溶解度下降，由于起稳定作用的次级键破坏，蛋白质自身结构不够紧密，因此容易接受蛋白质分解酶的作用，消化率有所提高。加热还可使蛋白质因胶体分散体系破坏而凝固，也能促使蛋白质与糖起反应产生羰氨反应（美拉德反应），出现褐变。面包、糕点、咖啡等在焙烤过程中出现的褐变可产生悦目的焦黄颜色及愉快的香气，但是蔬菜、水果遇热出现的褐变却影响外观并降低营养价值。上述食物中所含的蛋白质在一般加热时的化学变化对机体并无害处。

蛋白质在过度加热时，会出现劣变产物，对机体产生有害作用。重要的劣变产物有杂环胺。杂环胺是20世纪70年代末，由日本学者首先从蛋白质、氨基酸的热解产物中分离出的一类具有致突变和致癌性的化学物质。由烤牛肉和烤鱼中分离出的某些杂环胺，致突变性很强，小鼠慢性喂养试验证实可引起肝瘤、前胃瘤及淋巴瘤。杂环胺化合物的产生与烹调方式有关。烧焦、烤煳的肉类等富含蛋白质的食物最容易产生杂环胺。日本国立防癌中心研究所所长衫村隆博士提出的 12 条防癌措施中，有一条就是不吃烧焦的食物。在200 摄氏度以下烹制的未烧焦的食物，不会出现杂环胺类致突变物。温度达到 250 摄氏度以上烧焦、烤煳的肉中则会出现杂环胺类致突变物。油的沸点为 250 摄氏度，食物在油中烧焦时，温度可高达 400 摄氏度。400 摄氏度时肉类产生的杂环胺最多。300 摄氏度时肉类均可产生杂环胺，其中以鱼类产生最多。一般而言，蒸或煮食物时，温度不会超过 200摄氏度；煎或炒食物时，则有可能超过 200 摄氏度并引起食物焦煳。

● 防止杂环胺产生的措施

蒸、煮食物比较安全。为了防止杂环胺的产生，在烹调食物过程中应注意以下几点：

(1) 避免食物与明火直接接触。

(2) 避免在灼热的金属表面局部过热处理食物。

(3) 采用煎炸法烹调富含蛋白质的食物时，宜将食物外层挂上淀粉，以防止食物焦煳。

● 富含淀粉的食物在高温加工中会形成致癌物质——丙烯酰胺

丙烯酰胺（AA）是高分子材料聚丙烯酰胺的单体。聚丙烯酰胺主要用于水的净化处理、纸浆的加工及管道的内涂层等。由于丙烯酰胺具有潜在的神经毒性、遗传毒性和致癌性，被国际癌症研究机构列为 2A 类致癌物质，即人类可能致癌物。

丙烯酰胺主要在高糖类、低蛋白质的植物性食物加热（120 摄氏度以上）烹调过程中形成。140 摄氏度～180 摄氏度为生成的最佳温度，而在食物加工前检测不到丙烯酰胺。在加工温度较低，如用水煮时，丙烯酰胺的浓度相当低。水含量也是影响其形成的重要因素，特别是烘烤、油炸食物最后阶段水分减少、表面温度升高后，其丙烯酰胺的形成量更高。但咖啡除外，在焙烤后期反而下降。丙烯酰胺的主要前体物为游离天门冬氨酸（土豆和谷类中的代表性氨基酸）与还原糖，二者发生羰氨反应生成丙烯酰胺。食物中形成的丙烯酰胺比较稳定；但咖啡除外，随着储存时间延长，丙烯酰胺含量会降低。

既然丙烯酰胺的形成与加工烹调方式、温度、时间、水分等有关，因此不同食物加工方式和条件的不同，其形成丙烯酰胺的量有很大不同，即使不同批次生产出的相同食物，其丙烯酰胺含量也有很大差异。含量较高的食物是：高温加工的土豆制品（包括薯片、薯条等），平均含量为 0.477 毫克/千克，最高含量为 5.312 毫克/千克；咖啡及其类似制品，平均含量为 0.509 毫克/千克，最高含量为7.3 毫克/千克。其他种类食物的丙烯酰胺含量基本在 0.1 毫克/千克以下。我国食物中的丙烯酰胺含量与其他国家相近。高温热处理不仅是食品工业的重要工艺之一，也是主要的家庭烹调方法之一，所以家庭烹制的淀粉类食物中丙烯酰胺的存在不可避免。

虽然环境中的丙烯酰胺可通过多种途径被人体吸收，但经消化道吸收最快。进入人体内的丙烯酰胺约 90% 被代谢，仅少量以原形经尿液排出。丙烯酰胺进入体内可分布在各组织中，与 DNA 上的鸟嘌呤结合形成加合物，导致遗传物质损伤和基因突变，从而具有生殖毒性、致突变性、致癌性和神经毒性。其半数致死量（LD_{50}）为 150 毫克/公斤～180 毫克/公斤。一般人群每天对丙烯酰胺的平均摄入量为 0.3 微克/公斤～2.0 微克/公斤，最高摄入量可达 4 微克/公斤。

● 减少丙烯酰胺对健康危害的措施

煎炸食物是我国居民的主要食物，为减少丙烯酰胺对健康的危害，应注意以下两点。

（1）应尽量避免过度烹饪食物（如温度过高或加热时间太长），但应保证做熟，以确保杀灭食物中的微生物，避免导致食源性疾病。

（2）提倡平衡膳食，减少油炸和高脂肪食物的摄入，多吃水果和蔬菜。

● 腌菜、腌鱼、熏鱼等食物中的硝酸盐、亚硝酸盐及亚硝胺类

在土壤、水体和动植物组织中均存在硝酸盐，农业生产时如果使用过多的硝酸盐化肥或气候干旱时，农产品中硝酸盐的含量就会偏高；奶牛在饮用盐碱水时，其乳汁中的硝酸

让我再活六十年

盐含量也偏高。农产品中的硝酸盐在一定条件下可以转化为亚硝酸盐。例如,通过微生物的还原作用,蔬菜在正常条件下的贮存、腐烂或腌制后亚硝酸盐的含量就大大增加。食物中人为地加入硝酸盐或亚硝酸盐的例子是在肉制品的腌制过程中,加入硝酸盐或亚硝酸盐作为护色剂和保藏剂。如果加入的是硝酸盐,在微生物的还原作用下被还原为亚硝酸盐。一般人类膳食中80%的亚硝酸盐来自蔬菜类食物中,所以蔬菜是人类摄入亚硝酸盐的主要途径。一些蔬菜中硝酸盐的含量(干重)为:番茄0.0%～0.11%,南瓜0.09%～0.43%,芹菜0.11%～1.12%,菠菜0.07%～0.66%,黄瓜0.0%～0.16%,青豆0.04%～0.25%,卷心菜0.01%～0.09%,胡萝卜0.0%～0.13%。

一般的亚硝酸盐中毒不是食物本身的原因,通常为误食与食盐相似的工业废盐(含大量的亚硝酸盐)或者是食用私盐而导致的。其中毒量为0.3克～0.4克,致死量为3克。亚硝酸盐中毒时发病急,表现为缺氧症状,严重者出现面部及皮肤青紫,头痛、无力,甚至出现昏迷、抽筋、大小便失禁,会因呼吸困难而死亡。

亚硝酸盐对人类的危害主要表现在亚硝基化合物的形成上。食物中天然存在的亚硝基化合物极少,但是食物中存在着不同的胺类化合物。在酸性条件下,亚硝酸与胺类化合物作用,可以生成亚硝胺与亚硝酰胺。据研究90%的亚硝基化合物对动物有致突变、致畸、致癌作用。长时间、小剂量的亚硝基化合物可以使动物致癌,一次高剂量的冲击也可诱发癌变。此外,它们可以对任何器官诱发肿瘤,甚至可以通过胎盘、乳汁来引起后代发生癌变，所以亚硝胺化合物曾经成为人们"谈癌色变"的主要物质之一。

由于人体胃液的 pH 值低，适合亚硝胺、亚硝酰胺的生成，所以蔬菜中的亚硝酸盐与高蛋白食物中胺类化合物之间的反应不容忽视。一些食物在利用传统的方法加工处理时，就存在安全方面的不利因素。例如，有研究指出在我国一些地区的大豆制品以及其他一些食物中就含有较高的亚硝胺。水产品在腌制、熏制时，存在高含量的亚硝胺化合物，如咸鱼、虾皮等传统食物；在高食管癌发病区的调查发现，泡菜/酸菜是一种有代表性的、亚硝胺含量高的食物。当然畜产品加工中广泛使用硝酸盐、亚硝酸盐作为发色剂（护色剂），也给食物的安全带来问题。

● 降低硝酸盐、亚硝酸盐及亚硝胺类危害性的有效方法

提高食物安全性、降低硝酸盐、亚硝酸盐及亚硝胺类的危害性的有效方法如下。

（1）通过良好的加工条件降低畜产品加工时亚硝酸盐的使用量。世界范围内各国对动物食物中亚硝酸盐的残留量均有明确限制。

（2）减少腌菜、腌鱼、熏鱼等食物的食用量，提倡食用新鲜的蔬菜、鱼类。

（3）一些食物或食物成分如大蒜、猕猴桃、茶叶、维生素 C、维生素 E、酚类等，可以阻断亚硝基化合物的形成，降低亚硝胺形成的风险。

让我再活六十年

（4）已经证明食管癌高发区人体和环境中钼的含量均较对照区低。蔬菜中硝酸盐和亚硝酸盐含量较高。施用钼肥后粮食中钼含量增加，硝酸盐含量下降，蔬菜则维生素 C 含量增加，亚硝酸盐含量下降。

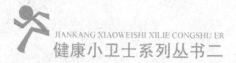

JIANKANG XIAOWEISHI XILIE CONGSHU ER

健康小卫士系列丛书二

让我再活六十年

中老年人与饮食有关的慢性病及其饮食治疗

● 高血压

原发性高血压俗称高血压病，是以动脉血压增高为主的临床症候群，是老年人的常见疾病之一。2004年底公布的最新数据显示，我国18岁及以上居民高血压患病率为18.8%，估计全国患病人数有1.6亿多。与1991年相比，患病率上升31%，患病人数增加约7 000多万人。农村患病率上升迅速，城乡差距已不明显。大城市、中小城市、一至四类农村高血压患病率依次为20.4%、18.8%、21.0%、19.0%、20.2%和12.6%。高血压是指动脉血压持续升高到一定水平而导致的对健康产生不利影响或引发疾病的一种状态。高血压病的临床表现，初期症状主要是头痛、头晕、记忆力减退、失眠、健忘、心悸、乏力等，并在工作紧张或用脑过度时，症状加重；晚期病人可发生心、脑、肾和视网膜的小动脉硬化和痉挛，可产生组织病理改变。血压升高还是多种疾病的导火索，会使冠心病、心力衰竭及肾脏疾病等疾病的发病风险增高。由于部分高血压病人并无明显的临床症状，高血压又被称为人类健康的"无形杀手"。

《中国高血压防治指南》参考了《1999 WHO/ISH 高血压指南》，将18岁以上成人的血压，按不同水平分类。

理想血压：收缩压低于120毫米汞柱，舒张压低于80毫米汞柱；

正常血压：收缩压低于130毫米汞柱，舒张压低于85毫米汞柱；

正常高值：收缩压为130毫米汞柱～139毫米汞柱，舒张压为 85 毫米汞柱～89 毫米汞柱；

1 级高血压：收缩压为 140 毫米汞柱～159 毫米汞柱，舒张压为 90 毫米汞柱～99 毫米汞柱；

2 级高血压：收缩压为 160 毫米汞柱～179 毫米汞柱，舒张压为 100 毫米汞柱～109 毫米汞柱；

3 级高血压：收缩压高于或等于 180 毫米汞柱，舒张压高于或等于 110 毫米汞柱；

单纯收缩期高血压：收缩压高于或等于 140 毫米汞柱和舒张压低于 90 毫米汞柱。

病人收缩压与舒张压属不同级别时，应按两者中较高的级别分类。

● 高血压的危险因素

高血压的病因尚未完全明了。血压＝血流量×血管阻力×系数，因此任何造成血流量和血管阻力增加的因素都可导致血压升高。根据流行病学的研究，原发性高血压与下列因素有关。

（1）遗传因素：如果父母均为正常血压者，其子女患高血压的概率明显低于父母均有高血压者。调查发现，约有半数以上的高血压病人有家族史。

（2）年龄：高血压的发生和年龄相关，年龄越大，发病概率越高。

（3）职业与环境：凡需要注意高度集中、过度紧张的脑力劳动，对视觉、听觉有高度刺激的工作环境，均可使血压升高。

（4）饮食因素：食盐摄入过多、热能摄取过剩、肥胖及过度饮酒均可使高血压的发生率增高。大量证据表明营养因素与遗传因素相结合对人类高血压的发生起重要作用。

● 饮食营养因素与高血压

（1）食盐与高血压：人的食盐生理需要量每天应该不超过 5 克，而我国平均食盐摄入量明显高于 5 克，高达 12 克。摄入体内的食盐分解成钠离子，渗透到血管壁上，具有促进血管收缩的功能。血管收缩，对抗血流的阻力增大，血压就会增高。食盐摄入过多，导致体内钠潴留，而钠主要存在于细胞外，使细胞外渗透压增高，水分向细胞外移动，细胞外液（包括血液）总量增多。血容量的增多造成心排血量增大，血压增高。研究表明，人们的人均食盐摄入量越多，高血压的发病危险也越高。如果膳食中平均每人每天摄入食盐增加 2 克，则收缩压和舒张压均值分别增高 2 毫米汞柱和 1.2 毫米汞柱。

（2）钾与高血压：不论动物实验或人体观察均提示钾可对抗钠所引起的不利作用。临床观察表明，氯化钾可使血压呈规律性下降，而氯化钠则可使之上升。一些日本居民尽管膳食中钠盐含量很高，但由于同时吃进大量的钾，因而高血压的发病率也未见增高。有研究显示食物中钠与钾的比例与舒张压之间存在显著的正相关关系，当钾的摄入量由每天 50 毫摩尔增至 200 毫摩尔时，则对 200 毫摩尔以上的钠盐摄入具有对抗作用。钾对血压的影响主要是钾可增加尿中钠的排出，使血容量降低、血压下降。可见高钾低钠饮食对高血压病的防治十分重要。在低钠摄入时，高钾对血压的影响并不大。

（3）钙与高血压：高钙膳食有利于降低血压，可能与钙摄入高时的利尿作用有关，此时钠的排出增多。此外，高钙时血液中降钙素的分泌增加，降钙素可扩张血管，有利于血压的降低。

（4）脂肪和糖类与高血压：脂肪和糖类摄入过多，导致机体热能过剩，使身体变胖、血脂增高、血液的黏滞系数增大、外周血管的阻力增大，血压上升。

（5）维生素C与高血压：维生素C可改善血管的弹性，降低外周血管阻力，有一定的降血压作用，并可延缓因高血压造成的血管硬化的发生，预防血管破裂出血的发生。

（6）膳食纤维与高血压：膳食纤维具有降低血清三酰甘油和胆固醇的作用，有一定的降血压作用，还可延缓因高血压引起的心血管合并症。

● 高血压的饮食预防

（1）限制食盐的摄入，增加钾的摄入量。人体所需要的钠主要从食盐中取得。食盐是人们膳食中不可或缺的调味品。盐的摄入量常由味觉、风俗和习惯决定，正常膳食含钠充足，盐过多有害无益。由于饮食习惯的不同，各地区居民食盐的摄入量有很大的差别。我国北方人"口重"吃盐多；南方人"口轻"吃盐少；即使在同一地区，也有人"口轻"、有人"口重"。其实"口轻"、"口重"只是饮食习惯问题，吃惯了咸的再吃淡的就觉得没味，并非生理需要。而"口

健康小卫士系列丛书（二）

让我再活六十年

重"的饮食习惯是可以改变的。肉、蛋、鱼、蔬菜等多种食物和饮水中都含有一定数量的钠和氯,如果从天然食物中已摄取了足够的钠盐,即使不另外加盐也能维持人体内钠的正常代谢。人们日常食盐的摄入量已远远超过生理需要量,所以不同人群吃盐的多少纯属习惯和口味问题。健康成人每天钠的需要量仅为 200 毫克(相当于 0.5 克食盐)。建议每天食盐的摄入量控制在 2 克~5 克为佳。一般主张,凡有轻度高血压或有高血压病家族史者,其食盐摄入量最好控制在每天 5 克以下。对血压较高或合并心力衰竭者摄盐量应更严格限制,每天用盐量以 1 克~2 克为易。食盐的摄入越少,越有利于预防高血压,但为照顾口味,食盐的摄入可控制在 3 克~6 克。在低钠饮食的同时,可适当补充钾盐或摄食一些含钾量较高的食物。这一点在使用利尿剂,特别是当血钾含量偏低时尤为重要。钾是通过增加尿中钠的排出,使血容量降低,血压下降。大多数蔬菜、水果都含有丰富的钾,尤以香菇、豌豆尖、香蕉、苹果等含量较高。增加蔬菜、水果的摄入,可增加钾的摄入量和钠的排出量,有利于预防高血压。

(2)控制总热能的摄入。高血压病人常合并有肥胖或超重。限制热能摄入的目的是控制体重在标准范围内,体重每降低 12.5 公斤,收缩压可降低 10 毫米汞柱。在饮食中还要注意三餐热能的合理分配,特别应注意晚餐的热能不宜过高。

(3)控制脂肪的摄入。应适当控制食物胆固醇(低于 300 毫克/天)和饱和脂肪的摄入,同时增加多不饱和脂肪,可降低血清三酰甘油与胆固醇浓度，降低血液的黏滞系数；防止动脉粥样硬化，防止血管狭窄，降低血液阻力，防止血压升高。其中的必需脂肪酸还有利于血管活性物质的合成，对降低血压、防治血管破裂有一定作用。

（4）增加钙的摄入量。据研究报告，每天钙摄入 800 毫克～1 000 毫克，可防止血压升高。流行病学调查资料证明，每天平均摄入钙量 450 毫克～500 毫克的人群比摄入 1 400 毫克～1 500 毫克的人群，患高血压病的危险性高出 2 倍。近年来风行各地的醋蛋疗法有明显的降血压效果，增加钙的摄入可能是原因之一。高钙时血液中降钙素的分泌增加，降钙素可扩张血管，有利于降低血压。因此，增加钙的摄入量也有利于预防高血压。

（5）限制精制糖的摄入。精制糖可升高血脂，导致血压升高，且易出现合并症，因此应限制摄入。可在总糖类摄入量不变的情况下，适当增加淀粉食物的比例。

（6）增加维生素 C 的摄入量。维生素 C 可降低血清胆固醇，软化血管，增加血管的弹性，有利于预防高血压的合并症，防止心脑血管意外，应适当补充。

● 具有降血压作用的食物

具有降血压作用的食物主要有芹菜、胡萝卜、番茄、黑木耳、海带等。研究发现，芹菜含有大量的黄酮类物质如芹菜素、芹菜苷，胡萝卜含有大量的水溶性膳食纤维如果胶、山奈酚、皮素、琥珀酸钾盐等，番茄含有大量的番茄红素及钾等成碱性元素，黑木耳含有大量的钾，海带含有褐藻氨酸，这些均具有降血压作用。

高血压的发生机制至今尚未完全清楚，对高血压病人来说，维持正常血压，延缓合并症的发生是治疗的关键。合理的饮食能起到预防或辅助治疗的作用，但尚未发现食物成分有强烈的降血压效果。至于广告宣传的保健品，或有夸大之嫌，或有些保健品根本就是中成药。因此，控制高血压最好的手段是使用抗高血压药物并控制饮食。

● 冠心病

冠心病的全称为冠状动脉粥样硬化性心脏病。冠状动脉是为心脏细胞提供营养的动脉，呈网络状，像一顶帽子覆盖着整个心脏。冠状动脉粥样硬化产生斑块，使血管腔狭窄，导致心脏缺血、缺氧，引起的心脏病变即冠心病。

冠心病是动脉粥样硬化导致器官病变的最常见类型，也是危害中老年人健康的常见病。本病的发生与冠状动脉粥样硬化狭窄的程度和支数有密切关系，但少数年轻病人冠状动脉粥样硬化虽不严重，甚至没有发生粥样硬化，也可发病。也有一些老年人冠状动脉粥样硬化性狭窄虽较严重，但并不一定都有胸痛、心悸等表现。冠心病的发病率正逐年升高。与此同时，冠心病的危险因素不仅存在而且还在增加，如经济增长、生活方式的变化、高血压、高血脂、膳食因素、肥胖比例增加，以及吸烟、精神压力大等，都造成冠心病的发病率、死亡率继续增长，且患病年龄趋于年轻化。因此，心血管疾病的预防仍然任重道远。

● 冠心病的危险因素

冠心病的病因至今尚未完全清楚，但认为与高脂血症、高血压、糖尿病、肥胖症及年龄大等因素有关。

（1）高脂血症：脂质代谢紊乱是冠心病最重要的预测因素。总胆固醇（TC）和低密度脂蛋白胆固醇（LDL－C）浓度和冠心病的危险性之间存在着密切的关系。有研究结果表明，当胆固醇为 5.2 毫摩尔/升～5.7 毫摩尔/升时，冠心病相对稳定；当增至 6.5 毫摩尔/升时，冠心病危险度增长 1 倍；当增至 7.87 毫摩尔/升时，冠心病危险度升高 4 倍，是猝死的重要危险因素。三酰甘油（TG）是冠心病的独立预测因子，往往伴有低高密度脂蛋白胆固醇（HDL－C）和糖耐量异常，后两者也是冠心病的危险因素。

（2）高血压：高血压与冠状动脉粥样硬化的形成和发展关系密切。收缩压比舒张压更能预测冠心病事件，140 毫米汞柱～149 毫米汞柱的收缩压比 90 毫米汞柱～94 毫米汞柱的舒张压更能增加冠心病的死亡危险。

（3）糖尿病：冠心病是未成年糖尿病病人首要的死因，冠心病占糖尿病病人所有死亡原因和住院率的近 80%。

（4）肥胖症：已明确为冠心病的首要危险因素，可增加冠心病死亡率。

（5）其他：年龄、性别也有影响，男性患病率高于女性 1.6 倍～2.8 倍，60 岁以上比 45 岁～59 岁的患病率高 2 倍～3 倍，比 35 岁～44 岁高 10 倍～20 倍。吸烟、喝酒、脑力劳动者、精神高度紧张的职业、过度疲劳者易患冠心病、心肌梗死。不爱运动的人冠心病的发生和死亡危险性将翻1倍。

● 饮食营养因素与冠心病

通过研究资料的长期积累，心血管疾病的危险因素已经确定，可通过改变膳食习惯，调整生活方式来预防冠心病。

膳食中摄入的脂肪种类和总脂肪摄入量都影响冠心病的发病率。脂肪提供的热能应小于总热能的30%；饱和脂肪酸可以显著升高血浆总胆固醇、低密度脂蛋白胆固醇浓度，应减少膳食中饱和脂肪酸的比例，中国营养学会推荐饱和脂肪酸提供的热能应小于总热能的10%。

单不饱和脂肪酸可降低血浆总胆固醇、低密度脂蛋白胆固醇、三酰甘油，并且不降低高密度脂蛋白胆固醇。多不饱和脂肪酸也可降低血浆总胆固醇、低密度脂蛋白胆固醇，并且不升高三酰甘油浓度。中国营养学会推荐单不饱和脂肪酸和多不饱和脂肪酸提供的热能应分别占总热能的10%。

最近的研究发现，反式脂肪酸在提高低密度脂蛋白胆固醇（"坏胆固醇"）浓度方面与饱和脂肪酸相似。此外，反式脂肪酸会降低高密度脂蛋白胆固醇（"好胆固醇"）浓度，增加冠心病的危险性。这说明反式脂肪酸比饱和脂肪酸更有害。有研究表明"反式脂肪酸的摄入量减少2.4%，可使冠心病的死亡率减少23%。"然而，随着我国饮食方式的不断西化，反式脂肪酸已步步深入了中国人的生活，尤其是年轻人的生活中。我们平常吃的食物，如饼干、蛋糕、点心、巧克力、沙拉酱、咖啡伴侣、麦片、糖果、冰淇淋、油炸快餐

让我再活六十年

115

食物、速冻汤圆等，都或多或少含有这种物质。

膳食胆固醇也影响冠心病的发病率。摄入胆固醇高的食物会升高血清总胆固醇浓度，因此有必要限制胆固醇的摄入量。

综上所述，降低膳食中的饱和脂肪酸、反式脂肪酸和胆固醇，适当提高单不饱和脂肪酸、多不饱和脂肪酸，控制总脂肪、总热能的摄入，同时增加运动量，有利于降低冠心病的危险，详细内容见"高脂血症"。

另外，叶酸、维生素 B_6、维生素 B_{12} 与血浆同型半胱氨酸浓度和冠心病有关。1969 年有人提出同型半胱氨酸对动脉粥样硬化的影响，20 世纪 90 年代后，大量实验结果支持如下结论：血浆同型半胱氨酸浓度增高是冠心病的独立危险因素。同型半胱氨酸的代谢需要叶酸、维生素 B_6、维生素 B_{12} 的参与。血浆同型半胱氨酸含量增高除了极为少见的遗传缺陷外，主要是由膳食中叶酸、维生素 B_6、维生素 B_{12} 等的缺乏造成的，单独补充叶酸或与维生素 B_6、维生素 B_{12} 或同时补充都能降低血浆同型半胱氨酸浓度，也可能会降低冠心病的危险。因此，建议冠心病病人或高危人群膳食多摄入叶酸等 B 族维生素。叶酸等 B 族维生素主要来源于蔬菜、水果、蛋类和肉类。

● 冠心病的饮食预防

冠心病是一种严重威胁人类健康的常见病，其发病率与饮食关系密切，只要注意合理平衡的膳食，是可以预防和治疗的。冠心病的基础病变大多为冠状动脉粥样硬化，多数伴有高脂血症及肥胖症。因此，在冠心病的防治中绝不可忽视饮食疗法，只有将饮食、运动及药物疗法紧密结合起来，才能发挥有效预防和控制冠心病的积极作用。以下几点是当今世界医学专家推荐的冠心病病人饮食治疗方案：

（1）注意总热能平衡，保持理想体重。日常生活中一日三餐要有规律，不要过饥或过饱，具体定量依据平时饮食习惯。另外要注意不可过分单调和偏食。这样才能做到饮食营养平衡，保持热能相对平衡。如果伴有肥胖症，就要注意控制体重，通过限食及运动相结合使体重降下来，至少应使体重不再增加。力求使体重接近标准体重，根据自己的体型、劳动量及年龄等情况适当调整摄入的热能。

（2）限制糖类的过量摄入，尤其是单糖和双糖的摄入量。糖类提供的热能在总热能中的构成比应为 55%～65%，是主要的热能物质。如果大量摄入糖类，特别是单糖和双糖如葡萄糖、蔗糖、麦芽糖等，则易使三酰甘油升高，导致动脉粥样硬化发生。而普通饮食中的谷类、稻米、小麦等所含的为多糖，多糖对三酰甘油的影响不明显，并且含大量多糖的谷物常富含膳食纤维，有降低三酰甘油和胆固醇的效果。因而，每天主食应以谷米为主，不要过分强调精米细面，并且要少吃高糖、高脂食物。

（3）限制饱和脂肪酸、反式脂肪酸，增加不饱和脂肪酸的摄入。随着人们生活水平的提高，含饱和脂肪酸多的食物的摄入量增加，使饱和脂肪酸和胆固醇摄入过量，易导致高血脂。高血脂又是冠心病的主要诱因之一。应控制脂肪摄入量，使脂肪提供的热能占总热能的 25% 以下，其中动物脂

让我再活六十年

肪不超过 1/3，饱和脂肪酸与不饱和脂肪酸的比值为 1～1.5、胆固醇控制在每天 300 毫克内。动物脂肪主要含饱和脂肪酸，摄入过多可使总胆固醇升高，应加以限制。凡是在食物标签上注有"氢化植物油"、"部分氢化植物油"、"氢化脂肪"、"氢化菜油"、"固体菜油"、"酥油"、"人造（工）酥油"、"人造（工）黄油"、"人造（工）奶油"、"雪白奶油"、"植脂末"等的食物，都含有反式脂肪酸，应尽量少选购。豆油、菜子油、芝麻油、花生油、米糠油及鱼油等富含不饱和脂肪酸，长期摄入可降低胆固醇及三酰甘油浓度。这些油具有保护心脏和预防动脉粥样硬化的作用，可作为机体脂类的主要来源及烹调食物的主要用油。

（4）增加水果、蔬菜的摄入，以增加膳食纤维和维生素的摄入。对于冠心病病人来说，每天主食的总量可比健康人少一些，但水果、蔬菜不能少。水果和蔬菜中含有丰富的膳食纤维和维生素，其中可溶性膳食纤维具有降血脂和保护血管的作用。维生素 C、维生素 E、维生素 A 也能保护心血管，对预防冠心病极为有益。

（5）低盐及适宜蛋白质。一方面食盐摄入量与冠心病发病呈正相关，另一方面高血压与冠心病相伴而行，因而冠心病病人不宜摄盐过多，每天在 5 克以下为宜。蛋白质提供的热能与总热能构成比为 15%～20%，除少量为动物性蛋白质外，建议增加植物性蛋白质的摄入，可起到防治动脉粥样硬化和冠心病的积极效应。

● 可预防冠心病的食物

(1) 大蒜、洋葱。大蒜可以作为调味品，在夏季吃大蒜可杀菌，预防痢疾和腹泻。但是，知道大蒜和洋葱有预防冠心病作用的人，可能就不多了。大蒜及其有效成分，对高脂血症有预防作用，吃洋葱和大蒜可以使血清胆固醇明显减少，全血凝集时间明显延长。研究还发现，大蒜和洋葱可以提高纤维蛋白溶解活性，而纤维蛋白溶解活性降低的人，发生动脉粥样硬化和冠心病的可能性就大。有人将大蒜生吃与熟吃进行了对比，发现生大蒜预防冠心病的作用，比吃同等量的熟大蒜明显，可能是其中的有效成分由于加热而受到破坏的缘故。

究竟吃多少大蒜和洋葱，才能起到预防冠心病的作用呢？有人研究发现，每天每公斤体重服用 1 克生大蒜，或 2 克生洋葱即可起到上述预防作用。如果你的体重是 60 公斤，你就要每天至少吃 60 克生大蒜或吃 120 克生洋葱。

(2) 牛奶：目前普遍认为，牛奶是能降低血清胆固醇的食物，有助于防止冠心病的进一步发展。因为牛奶中含有可以抑制人体肝脏合成胆固醇的物质。另外，牛奶中含有丰富的钙和乳清酸，这两种物质均可以降低食物中胆固醇的吸收。

牛奶除了具有上述降低胆固醇的作用外，还是营养丰富且胆固醇含量很低的食物。每 100 毫升牛奶中含有 3.3 克蛋白质、100 毫克钙，可谓是高蛋白质、低胆固醇食物，可作为补充蛋白质和钙的良好来源。随着年龄的增大，特别是对

50岁以后的人，骨钙丢失日趋严重，骨质疏松和骨质增生等因缺钙引起的疾病也随之而来。牛奶不仅含钙量高，而且吸收好，钙对心肌还有保护作用。牛奶还含有多种维生素和其他矿物质。老年人，尤其是冠心病病人，如能经常饮用一些脱脂奶、酸奶等食物，对维持良好的身体状况，延缓冠心病的发生很有好处。

（3）苹果：国外有项研究表明，一天吃一个苹果，可使冠心病死亡的危险性下降一半，这归功于苹果中所含的类黄酮。类黄酮是一种天然的抗氧化剂，通过抑制低密度脂蛋白氧化而发挥抗动脉粥样硬化的作用。

● 高脂血症

高脂血症指血浆中脂质浓度超过正常范围。由于血浆中的脂质大部分与血浆中的蛋白质结合，因此本病又称为高脂蛋白血症。血脂包括类脂质及脂肪，类脂质主要是磷脂、糖脂、固醇及类固醇，脂肪主要是三酰甘油。血浆中的胆固醇除来自食物外，人体的肝脏及大肠也能合成。食物中摄入胆固醇过多或肝脏内合成过多，胆固醇排泄过少，胆道阻塞，都会造成高胆固醇血症。

由于高脂血症对身体的损害是隐匿、逐渐、进行性和全身性的，没有明显的临床症状，许多人都是在体格检查时才发现血脂异常，所以它又被称为"沉默的健康杀手"。人们往往在不知不觉之中，已经造成了血黏稠度增高，血流缓慢，血液中过多的脂质沉积于血管壁，形成粥样斑块，导致动脉粥样硬化的发生。脑部动脉硬化可引起头晕、记忆力减退，甚至痴呆、脑血栓或脑出血；心脏冠状动脉硬化可引起心慌、胸闷、气短，严重者可导致心肌梗死；眼底毛细血管的阻塞可造成视力受损甚至失明；肾脏毛细血管阻塞可导致肾衰竭。血脂长期升高，脂肪便会在肝脏堆积形成脂肪肝，最终可能引起肝硬化。

一般成年人空腹血清中总胆固醇超过 5.72 毫摩尔/升，三酰甘油超过 1.70 毫摩尔/升，可诊断为高脂血症，而总胆固醇在 5.20 毫摩尔/升～5.71 毫摩尔/升者称为边缘性升高。可有 4 种结果：

（1）高胆固醇血症：血清总胆固醇含量增高，超过 5.72 毫摩尔/升；而三酰甘油含量正常，即三酰甘油低于 1.70 毫摩尔/升。

（2）高三酰甘油血症：血清三酰甘油含量增高，超过 1.70 毫摩尔/升；而总胆固醇含量正常，即总胆固醇低于 5.72 毫摩尔/升。

（3）混合型高脂血症：血清总胆固醇和三酰甘油含量均增高，即总胆固醇超过 5.27 毫摩尔/升，三酰甘油超过 1.70 毫摩尔/升。

（4）低高密度脂蛋白血症：血清高密度脂蛋白胆固醇含量降低，低于 9.0 毫摩尔/升。

● 高脂血症的危险因素

高脂血症可分为原发性和继发性两类。原发性与遗传有关，是由单基因缺陷或多基因缺陷，使参与脂蛋白转运和代谢的受体、酶或载脂蛋白异常所致，或由环境因素（如饮食、营养、药物）和未知的机制而致。继发性多继发于代谢性紊乱疾病（如糖尿病、高血压、黏液性水肿、甲状腺功能减低、肥胖、肝肾疾病、肾上腺皮质功能亢进），或与其他因素（如年龄、性别、季节、饮酒、吸烟、饮食、体力活动、精神紧张、情绪活动）有关。高脂血症的主要危险因素如下：

（1）膳食因素，因为饮食是血脂的主要来源。事实证明，食用过多的动物脂肪，血液中β-脂蛋白的含量升高最明显，在餐后 3 小时达高峰。胆固醇也升高，但不如β-脂蛋白。值得注意的是，三酰甘油也可在肝内利用糖类为原料而合成，可见多食糖类亦可使三酰甘油升高。

（2）精神因素，因为紧张的脑力劳动会使血清胆固醇升高，中年人，尤其是担负重任的中年知识分子，其高脂血症的发生大多与此有关。

（3）内分泌因素，因为垂体激素、肾上腺皮质激素、甲状腺激素、性激素等功能影响脂肪代谢。如甲状腺功能减低或性激素分泌少，内分泌功能失调时皆可引起血脂升高。

（4）体力劳动因素，因为增加体力劳动或相应的体育锻炼，可以增加热能的消耗，加速过高的血脂成分在体内的消耗。

● 高脂血症的饮食预防

（1）保持热能均衡分配，饥饱不宜过度，不要偏食，切忌暴饮暴食或塞饱式进餐。辣椒为调味品，它能开胃，促进消化，增加食欲，故应控制。改变晚餐丰盛和入睡前吃夜宵

健康小卫士系列丛书（二）

让我再活六十年

的习惯。

（2）限制高脂肪食物，增加含脂肪较低而蛋白质较高的动物性食物，如鱼、禽、瘦肉等，减少陆生动物脂肪，最终使动物性蛋白质的摄入量占每天蛋白质总摄入量的20%，每天总脂肪提供热能不超过总热能的30%。膳食成分中应减少饱和脂肪酸，增加和补充不饱和脂肪酸，特别是补充n-3多不饱和脂肪酸（如亚麻酸）。n-3多不饱和脂肪酸被称为"血管清道夫"，具有降低血清三酰甘油、胆固醇含量，抗血栓、抗血凝、降低血液黏稠度、改善血管弹性，有效防治心脑血管疾病等功效。中老年朋友补充n-3多不饱和脂肪酸对高血脂的防治有很好的帮助。各种植物油，如花生油、豆油、菜子油等均含有丰富的多不饱和脂肪酸，而肉皮、羊油、牛油、猪油（肥肉）含很多的胆固醇和饱和脂肪酸，应加以必要的限制。故食用油应保持以植物油为主，每人每天用量以25克～30克为宜。严格选择胆固醇含量低的食物，如蔬菜、豆制品、瘦肉、海蜇等，尤其是多吃含膳食纤维多的蔬菜，可以减少肠内胆固醇的吸收。食物的胆固醇全部来自动物性食物，蛋黄、动物内脏、墨鱼、干贝、鱿鱼、蟹黄和鱼子等均含有较高胆固醇，应忌食或少食。膳食中胆固醇含量不宜超过300毫克/天（相当于1个鸡蛋的胆固醇含量）。

（3）主食应以谷类为主，粗细搭配，控制精制米、面、糖果、甜糕点的摄入，保持糖类提供热能占总热能的55%～65%。粗粮富含膳食纤维，具有降低血清胆固醇的作用。膳食纤维可减少小肠对糖的吸收，使血糖不至于因进食而快速

让我再活六十年

升高，因此也可减少体内胰岛素的释放。而胰岛素可刺激肝脏合成胆固醇，所以胰岛素释放的减少可以使血清胆固醇浓度受到影响。各种膳食纤维因可吸附胆汁酸、脂肪等而使其吸收率下降，也可达到降血脂的作用。可溶性膳食纤维在大肠中被肠道细菌代谢分解可产生一些短链脂肪酸如乙酸、丁酸、丙酸等，这些短链脂肪酸一旦进入肝脏，可减弱肝脏中胆固醇的合成。因此，可适量增加玉米、莜面（燕麦面）、糙米等成分。

（4）增加豆类食物，提高蛋白质利用率。以干豆计算，平均每天应摄入 30 克以上，或豆腐干 45 克，或豆腐75 克～150 克。

（5）限饮酒，多饮茶。饮酒可能使血液中的高密度脂蛋白升高，有一定的防治高胆固醇血症的作用。饮酒量以每天摄入的酒精不超过 20 克（白酒不超过 50 克）为宜，葡萄酒较合适，但必须严格限制摄入量。如有高血压、糖尿病与肝胆疾病等则宜戒酒。但饮酒对三酰甘油升高者不利，酒精除供给较高的热能外，还使三酰甘油在体内合成增加。因此，权衡利弊，对防治心血管疾病而言，最好限酒或戒酒。茶叶中所含的茶色素可降低血清总胆固醇，防止动脉粥样硬化与血栓形成，绿茶比红茶更好。至于咖啡是否对血脂代谢有利则尚无定论。维生素 C 与维生素 E 可降低血脂，调整血脂代谢，它们在深色或绿色植物及豆类中含量颇高。这也是这些植物受推荐的重要原因。

● 高脂血症的饮食控制

饮食治疗是高脂血症治疗的基础，无论是否采取任何药物治疗，首先必须进行饮食治疗。饮食治疗无效时或病人不能耐受时，方可用药物治疗。在服用降血脂药物期间也应注意饮食控制，以增强药物的疗效。

（1）减少脂肪的摄入量是控制热能的基础。减少动物性脂肪如猪油、猪肥肉、黄油、肥羊、肥牛、肥鸭、肥鹅等脂肪的摄入。这类食物饱和脂肪酸过多，脂肪容易沉积在血管壁上，增加血液的黏稠度。饱和脂肪酸能够促进胆固醇吸收和肝脏胆固醇的合成，使血清胆固醇浓度升高。饱和脂肪酸长期摄入过多，可使三酰甘油升高，并有加速血液凝固的作用，促使血栓形成。

多不饱和脂肪酸 DHA，能够使血液中的脂肪酸谱向着健康的方向发展，能够减少血小板的凝聚，并增加抗血凝作用，降低血液的黏稠度。DHA 可以降低血脂保护神经系统。因此，提倡多吃海鱼，以保护心血管系统，降低血脂。烹调时，应采用植物油，如豆油、玉米油、葵花籽油、茶油、芝麻油等。每天烹调时用油 10 毫升～15 毫升。

（2）限制胆固醇的摄入量。胆固醇是人体必不可少的物质，但摄入过多害处多。膳食中的胆固醇每天不超过 300 毫克，如已患冠心病或其他动脉粥样硬化症，每天摄取的胆固醇应减少至 200 毫克。忌食含胆固醇高的食物，如动物内脏、蛋黄、鱼子、鱿鱼等。植物固醇存在于稻谷、小麦、玉米、菜子等植物中。植物固醇在植物油中呈现游离状态，确有降低胆固醇的作用，而大豆中豆固醇有明显降血脂的作用，因此提倡多吃豆制品。

（3）供给充足的蛋白质。蛋白质的来源非常重要，主要来自于牛奶、鸡蛋、瘦肉类、禽类（应去皮）、鱼虾类，以及大豆、豆制品等。但植物蛋白质的摄入量要在50%以上。

（4）适当减少糖类的摄入量。不要过多吃甜食，因为糖可转变为三酰甘油。每餐应七、八分饱，应多吃粗粮，如小米、燕麦、豆类等，这些食物中膳食纤维含量高，具有降血脂的作用。

（5）多吃富含维生素、矿物质和膳食纤维的食物。应多吃新鲜水果和蔬菜，它们含维生素C、矿物质和膳食纤维较多，能够降低三酰甘油，促进胆固醇的排泄。可选用降血脂食物，如酸牛奶、大蒜、绿茶、山楂、绿豆、洋葱、香菇、蘑菇、平菇、金针菇、猴头菇、黑木耳、银耳等。近年发现菇类中含有丰富的"香菇素"，每3朵或4朵香菇中含香菇素100毫克，具有降血脂和保健作用。山楂、花生、萝卜、玉米、海带、豆腐、牛奶、黄豆等食物均有降低血脂的作用。要避免饮酒，要采用蒸、煮、炖、焯、熬的烹调方法，坚持少盐饮食，每天摄入食盐5克以下。

● 具有降血脂作用的食物

（1）大蒜：大蒜可升高血液中高密度脂蛋白浓度，对防止动脉粥样硬化有利。

（2）茄子：茄子在肠道内的分解产物，可与过多的胆固醇结合，使之排出体外。

（3）香菇及黑木耳：能降血清胆固醇和三酰甘油。据研究，其降胆固醇作用比降血脂药物氯贝丁酯（安妥明）强10倍。

（4）洋葱及海带：洋葱可使动脉脂质沉着减少；而海带中的碘和镁对防止动脉脂质沉着也有一定作用。

（5）大豆：含有丰富的不饱和脂肪酸、维生素 E 和磷脂。研究人员发现，高胆固醇病人每天食用大豆 115 克，血清胆固醇可降低 20％，特别是与动脉粥样硬化形成有关的低密度脂蛋白降低明显。

（6）茶叶：茶能降血脂，茶区居民血清胆固醇含量和冠心病发病率明显低于其他地区。

（7）鱼类：鱼中含有大量不饱和脂肪酸，对降血清胆固醇有利。

（8）植物油：含有人体必需的不饱和脂肪酸，能降血清胆固醇，尤以芝麻油、玉米油、花生油等为佳。

（9）红薯：研究发现，适量食用红薯能预防心血管系统的脂质沉积，预防动脉粥样硬化，使皮下脂肪减少，避免出现过度肥胖。要注意过多摄入红薯可使进食的总热能增加，反而不利于降低血脂。

（10）其他食物：如山楂、芹菜、冬瓜、粗燕麦、苹果等，均有不同程度的降血脂作用。

● 糖尿病

糖尿病是一组因胰岛素分泌缺陷和/或胰岛素作用缺陷引起的、以高血糖为特征的代谢性疾病。糖尿病的临床表现为"三多一少"，即多饮、多食、多尿、体重减少，久病可发生眼、肾、脑、心脏等重要器官，以及神经、皮肤等组织的并发症。糖尿病导致的病残、病死率仅次于癌症和心血管疾病，为危害人类健康的第三顽症。它与肥胖、高血压、高血脂共同构成影响人类健康的四大危险因素。

随着人口老龄化、饮食失调、运动减少和肥胖人数的持续增多，糖尿病的发病率将越来越高。目前中国糖尿病的诊断率仅有11%，89%的人都不知道自己患了糖尿病，这给健康带来了极大的隐患。

1. 糖尿病的诊断

符合以下三条之一者即可诊断为糖尿病，但必须在随后的另一天里重复任何一条以确诊。

（1）有糖尿病症状（如多尿、多食、不明原因的消瘦），加上随机血糖浓度高于或等于11.1毫摩尔/升。随机血糖指一天中任何时候的血糖。

（2）空腹血糖浓度高于或等于7.0毫摩尔/升。空腹血糖指禁食至少8小时后的血糖。

（3）糖耐量试验，2小时血糖浓度高于或等于11.1毫摩尔/升。

2. 糖尿病的分型

以往对糖尿病的分型着眼于临床及治疗，新分型则基于糖尿病病因和发病机制。新的分型将糖尿病分为以下4类。

（1）1型糖尿病：胰岛B细胞破坏，胰岛素绝对缺乏，包括免疫介导和特发性两类。

（2）2型糖尿病：胰岛素抵抗为主伴胰岛素相对缺乏，

或胰岛素分泌缺陷为主伴胰岛素抵抗。

（3）其他特殊类型糖尿病：多种特殊原因造成的低血糖（由基因缺陷、胰腺外分泌疾病、其他内分泌疾病、药物及化学制剂、感染等引起）。

（4）妊娠糖尿病：妊娠期间发生或发现的糖尿病。

● 糖尿病的危险因素

糖尿病的病因是个复杂问题，迄今并未完全阐明，但有些致病因素比较肯定。

1. 与 1 型糖尿病有关的因素

（1）自身免疫系统缺陷：因为在 1 型糖尿病病人的血液中可查出多种自身免疫抗体，如谷氨酸脱羧酶抗体（GAD抗体）、胰岛细胞抗体（ICA 抗体）等。这些异常的自身抗体可以损伤人体胰岛分泌胰岛素的 B 细胞，使之不能正常分泌胰岛素。

（2）遗传因素：目前研究提示遗传缺陷是 1 型糖尿病的发病基础，这种遗传缺陷表现在人第 6 对染色体的 HLA 抗原异常上。科学家的研究提示：1 型糖尿病有家族性发病的特点——如果你父母患有 1 型糖尿病，那么与无此家族史的人相比，你更易患上此病。

（3）病毒感染：可能是诱因。1 型糖尿病病人发病之前的一段时间内常常有过病毒感染，而且 1 型糖尿病的"流行"往往出现在病毒流行之后。如引起流行性腮腺炎和风疹的病毒，以及能引起脊髓灰质炎的柯萨奇病毒家族，都可以在 1 型糖尿病中起作用。其他因素如氧自由基、一些灭鼠药等，是否可以引起糖尿病，科学家正在研究之中。

2. 与2型糖尿病有关的因素

（1）遗传因素：与1型糖尿病类似，2型糖尿病也有家族发病的特点，因此很可能与基因遗传有关。这种遗传特性2型糖尿病比1型糖尿病更为明显。例如，双胞胎中的一个患了1型糖尿病，另一个有40%的机会患上此病；但如果是2型糖尿病，则另一个就有70%的机会患上2型糖尿病。

（2）肥胖：2型糖尿病的一个重要因素可能就是肥胖。遗传原因可引起肥胖，同样也可引起2型糖尿病。中心型肥胖病人的多余脂肪集中在腹部，他们比那些脂肪集中在臀部与大腿上的人更容易发生2型糖尿病。

（3）年龄：年龄也是2型糖尿病的发病因素。有一半的2型糖尿病多在55岁以后发病。高龄病人容易出现糖尿病也与年纪大的人容易超重有关。

（4）现代的生活方式：吃高热能的食物和运动量的减少可引起2型糖尿病，有人认为这也是由肥胖而引起的。肥胖症和2型糖尿病一样，在那些饮食和活动习惯均已"西化"的人中更为普遍。

3. 与妊娠糖尿病有关的因素

（1）激素异常：妊娠时胎盘会产生多种供胎儿发育、生长的激素，这些激素对胎儿的健康成长非常重要，但却可以阻断母亲体内的胰岛素作用，因此引发糖尿病。妊娠第24周到28周是这些激素分泌的高峰时期，也是妊娠糖尿病的常发时间。

（2）遗传基础：发生妊娠糖尿病的病人将来出现2型糖

尿病的危险很大（但与 1 型糖尿病无关）。因此有人认为引起妊娠糖尿病的基因与引起 2 型糖尿病的基因可能彼此相关。

（3）肥胖症：肥胖症不仅容易引起 2 型糖尿病，同样也可引起妊娠糖尿病。

● 饮食与糖尿病

糖尿病是一种由内分泌和体内营养物质代谢紊乱引起的疾病，两种紊乱互为因果、相互作用，使机体许多重要的生化反应失去调控。目前对于糖尿病发病的饮食因素研究主要集中在营养物质代谢过程对胰岛素分泌的影响，尤其是糖类和脂肪的代谢。

（1）热能。热能过剩引起的肥胖是糖尿病的主要诱发因素之一。美国国家糖尿病学会报告，轻、中、重度肥胖者发展为糖尿病的危险性分别是正常体重者的 2 倍、5 倍和 10 倍。肥胖者多有内分泌代谢紊乱，如血清胰岛素浓度升高，脂肪、肌肉以及肝细胞内胰岛素受体数目减少等，胰岛素亲和力下降，游离脂肪酸减少，从而导致胰岛素抵抗。这可能是肥胖和糖尿病之间的关系基础。一般随着体重的下降，葡萄糖耐量可以得到改善，并可使胰岛素分泌减少，胰岛素抵抗减轻。

（2）糖类。糖尿病代谢紊乱的主要代谢标志是高血糖，并可引起全身性的代谢紊乱。当一次进食大量糖类时，血清葡萄糖浓度迅速上升，胰岛素分泌增加，促进葡萄糖的氧化分解，从而维持血糖浓度的相对平衡。多余的葡萄糖以糖原的形式储存或转化为脂肪储存。持续性摄入高糖类膳食，使血糖浓度长期处于较高状态，则对胰岛 B 细胞的结构和功能造成损害。胰腺因过度刺激而出现病理变化和功能障碍，导致胰岛素分泌的绝对或相对不足，最终出现糖尿病。

食物中糖类的分子质量、结构不同，其餐后血糖浓度升高的快慢及幅度也不同，其影响程度可用血糖指数来衡量。一般情况下，低血糖指数的食物对血糖浓度升高的反应小，可有效控制餐后胰岛素和血糖异常，有利于血糖浓度保持稳定。

血糖指数＝（餐后 2 小时血浆葡萄糖曲线下总面积/等量葡萄糖餐后 2 小时血浆葡萄糖曲线下总面积）×100

膳食纤维有降低空腹血糖和餐后血糖及改善葡萄糖耐量的作用，是降低 2 型糖尿病高危险因素的重要方法。因此，每天应增加膳食纤维的供给量。

（3）脂肪。膳食脂肪的消化、吸收及代谢与糖类密切相关。膳食脂肪水解产生的脂肪酸主要在骨骼肌内被利用，它与葡萄糖的利用存在一定程度的竞争作用。进食高脂膳食时，游离脂肪酸的浓度较高，肌肉摄取脂肪酸进行氧化供能的作用则增强，从而使葡萄糖的利用减少，出现胰岛素抵抗（即在某种血浆胰岛素浓度下，肌肉对葡萄糖的摄取减少），而且长期暴露于高浓度的游离脂肪酸，可使胰岛 B 细胞分泌胰岛素的功能受损，发生糖尿病的危险性增高。

膳食脂肪被分解为甘油和脂肪酸，其中脂肪酸被脂肪细胞摄取形成 CoA 衍生物，与 α－磷酸甘油结合生成内源性三酰甘油，储存于脂肪组织中。α－磷酸甘油是葡萄糖酵解过程的中间产物，如果糖酵解不能正常进行，将导致血液中三酰甘油浓度升高，出现高三酰甘油血症。该症病人常伴发糖尿病，且多在年轻时发病。

高脂膳食时，膳食脂肪的氧化分解消耗大量葡萄糖分解的中间产物（如 α - 磷酸甘油），阻断了葡萄糖的彻底氧化分解，使血糖浓度上升，胰岛素分泌增加。同时膳食脂肪的分解、体脂的合成也需要一定量的胰岛素。这都使胰腺的负担加重，造成胰岛素分泌相对不足和胰岛素抵抗，导致糖尿病。

（4）蛋白质。日前还无确切的证据表明膳食蛋白质含量与糖尿病发病有直接关系，但蛋白质代谢与糖类和脂肪代谢密切相关。当糖类和脂肪代谢出现紊乱时，蛋白质的代谢也必然处于不平衡状态，同样可以引起胰岛素分泌量的变化，促使糖尿病的发病。

（5）矿物质和维生素。目前还没有关于矿物质和维生素对糖尿病发病的深入系统的研究，膳食补充三价铬对糖尿病有积极的预防和辅助治疗作用，这一观点目前已被普遍接受。葡萄糖耐量因子是由三价铬、烟酸、谷胱甘肽组成的一种复合体，是胰岛素的辅助因子，有增加葡萄糖的利用及促使葡萄糖转化为脂肪的作用。三价铬是葡萄糖耐量因子的主要组成部分，也是胰岛素的辅助因子，可促进葡萄糖的利用，改善糖耐量。烟酸在其中的作用还不清楚。

● 糖尿病的饮食防治

糖尿病是一种病因尚不十分明确的慢性代谢性疾病，糖尿病的治疗应是综合治疗，主要包括宣传教育、饮食治疗、药物治疗、运动疗法及自我监测等综合措施。饮食治疗是治疗糖尿病的基本措施。无论是轻型的还是重型的，无论是用胰岛素的还是用口服药的，都必须通过饮食控制以减轻胰岛B细胞的负担，有利于胰岛B细胞功能的恢复，从而达到降低空腹及餐后血糖的目的。对于年长、体肥而无症状或少症状的轻型病例，尤其是血浆胰岛素空腹时及餐后偏高者常常以饮食治疗作为首要措施。对于重型病例，除药物治疗外，更宜严格控制饮食以防病情波动。

1. 饮食控制的目的

（1）通过平衡膳食，配合药物和运动，将血糖控制在理想范围，使血脂、血压保持在理想范围。

（2）针对不同人群生理及代谢特点，促进1型糖尿病儿童、青少年的生长发育；年轻的2型糖尿病者改变生活习惯，减轻胰岛素抵抗，达到或维持成人的理想体重；满足妊娠、哺乳妇女代谢增加的需要；保证普通糖尿病病人充沛的体力。

（3）有效防治各种糖尿病急、慢性并发症。

（4）通过合理营养改善整体健康状况。

2. 饮食控制的原则

（1）控制总热能、保持理想体重。合理控制热能是糖尿病饮食治疗的首要原则。体重是检验总热能摄入量是否合理的简便有效指标。建议每周称一次体重，并根据体重不断调整食物摄入量和运动量。超重和肥胖者应逐渐减少热能摄入并注意增加运动；消瘦者应适当增加热能摄入，直至实际体重略低于或达到理想体重{理想体重(公斤)＝身高(厘米)－105,或理想体重(公斤)＝[身高(厘米)－100]×0.9}。无论肥胖或消瘦都对血糖控制不利。病人可根据劳动强度和理想体重,估计每天的热能需要量（详见下表）。

成年糖尿病病人每天需要的热能

活动强度	热能需要量（千焦/公斤）		
	消瘦	正常	肥胖
卧床休息	84～105	63～84	63
轻度体力活动	146	105～126	84～105
中度体力活动	167	146	126
重度体力活动	167～188	167	146

例如，一名身高 165 厘米、体重 60 公斤，也就是标准体重的糖尿病病人，如果他是轻度体力活动者，每天需要的热量为 60×126＝7 560（千焦）（1 800 千卡）；如果他是一个重度体力活动者，每天需要的热卡是 60×167＝10 020（千焦）（2 400 千卡）。

（2）同时控制主食和副食。糖类是主要的供能物质，其供给量以占总热能的 50%～60% 为宜。在合理控制总热能的基础上，适当提高糖类摄入量，有助于提高胰岛素的敏感性，减少肝脏葡萄糖的产生和改善葡萄糖耐量。但糖类过多会使血糖浓度升高，增加胰腺负担。当糖类摄入不足时，体内需分解脂肪和蛋白质供能，易引起酮血症。一般每天的主食量应控制在 200 克～300 克，具体要根据病人身高、体重、年龄、性别、体力活动、血糖浓度和降血糖药使用的情况而定。不吃或吃很少的主食来控制血糖浓度是不可取的。

注意在食用含淀粉较多的根茎类、鲜豆类时（如土豆、藕、蚕豆等），要替代部分主食。若食用水果，应适当减少主食量。血糖浓度未控制好的病人不宜吃水果，应禁食甜点心、甜饮料，以及蜂蜜、蔗糖、果糖等纯糖制品，可少量使用环己基氨基磺酸钠（甜蜜素）、阿斯巴甜等甜味剂代替蔗糖。另外，市场上的糖尿病食物不能额外增加，以免造成总热能过高。酒是纯热能食物，饮酒对肝脏不利，也容易造成低血糖，长期饮酒还可增加或提前发生并发症，所以糖尿病病人应禁酒。

血糖指数高的食物，如麦芽糖、葡萄糖、蜂蜜、馒头、烙饼、面包、面条、大米饭、糯米饭、干鲜果脯类等，摄入体内后，血液的葡萄糖浓度上升快，血糖浓度高；血糖指数低的食物，如含糖量低的水果和蔬菜，摄入体内后，血液的葡萄糖浓度上升慢，血糖浓度低。糖尿病病人的血糖浓度受许多因素的影响，摄取食物的种类只是其中的一个因素。即使这样，选择血糖指数适中或较低的食物，对控制血糖浓度也有一定的积极作用。

（3）多吃粗粮，粗细搭配，增加膳食纤维的摄入。在计算糖类的量和在食物中的供能比例时，还要考虑食物的血糖指数。糖尿病病人应选择血糖指数低的糖类食物。一般来说，粗粮的血糖指数低于细粮，复合糖类低于精制糖，并且，粗粮中富含膳食纤维，而食物中膳食纤维含量与血糖指数呈负相关。膳食纤维分为可溶性和不溶性两种。可溶性膳食纤维在水果、豆类、海带等食物中含量较多，能吸水膨胀，吸附并延缓糖类在消化道的吸收，使餐后血糖和胰岛素浓度降低，还有降低胆固醇的作用。不溶性膳食纤维存在于谷类和豆类的外皮及植物的茎叶部，能促进肠蠕动，加快食物通过肠道，减少吸收，具有间接缓解餐后血糖浓度升高和减肥的作用。

故糖尿病病人宜多食用粗粮和复合糖类，减少摄入精制米面，增加对血糖浓度影响较小的粗粮如燕麦、玉米、荞麦、红薯、薏仁和全麦面包等。也可在白米面中加入杂粮制成花式食物，如红豆饭、荞麦饭、杂粮面点（玉米面条、绿豆面条、杂粮馒头）。建议每天膳食纤维供给量为20克～35克。

注意摄入富含抗性淀粉（健康者小肠中不吸收的淀粉及其降解产物）的食物。抗性淀粉不能在小肠内分解为葡萄糖，因而不会提升体内的血糖浓度，对胰岛素分泌的影响极小，适宜血糖浓度不稳定或高血糖病人食用。土豆、香蕉、通心粉、青豆、玉米、面粉等富含抗性淀粉。

（4）吃清淡少盐膳食。不要太油腻，不要太咸，控制味精、鸡精等调味品的用量。为防止或延缓糖尿病的心脑血管并发症，必须限制膳食脂肪摄入量，尤其是饱和脂肪酸不宜过多。脂肪提供的热能占总热能较合适的比例为20%～25%，最高不应超过30%。烹调用油及食物中所含的脂肪均应计算在内。饱和脂肪酸的比例应小于10%。虽然多不饱和脂肪酸有降血脂和预防动脉粥样硬化的作用，但由于多不饱和脂肪酸在体内代谢过程中容易氧化，可对机体产生不利影响，因此其提供的热能也不宜超过总热能的10%。而单不饱和脂肪酸则是较理想的脂肪来源，在橄榄油中含量丰富，

让我再活六十年

应优先选用。糖尿病病人胆固醇摄入量应低于 300 毫克/天（1 个鸡蛋），同时患高脂血症者应低于 200 毫克/天。因此，糖尿病病人应避免进食富含胆固醇的食物，如动物脑、肝、肾以及蛋黄等。不要吃过多的动物性食物和油炸、烟熏、盐渍食物。控制脂肪和胆固醇的摄入，每天烹调油的用量不超过 30 克（3 调羹）。花生、瓜子等坚果类食物含脂肪较高，应尽量少食，如果要食用应扣除其他食物的量，以保持每天摄入的总热能不变。

（5）食物多样，增加菌菇类食物的摄入。食物品种应尽量多，但总量必须控制。海带、紫菜、香菇、黑木耳等具有降血糖和降血脂作用，可代替蔬菜选用。

（6）合理的进餐制度。糖尿病病人饮食控制周期必须按日或餐进行，否则就无法起到控制血糖浓度波动的作用。所以，糖尿病病人的进餐时间和食物分配特别重要，必须定时定量。两餐间隔时间太长容易出现低血糖。为使一天的血糖浓度不至于大幅度波动，三餐可按 1/5、2/5、2/5 分配。也可少量多餐，从正餐中抽出一小部分食物作为加餐用，每天5 餐或 6 餐。要防止 1 次进食量过多，加重胰岛负担；或 1 次进食量过少，发生低血糖或酮症酸中毒。另外，糖尿病病人最好与家人分餐，采用固定的饭碗，每餐先选择固定量的饭和菜后再进餐。定量化的饮食治疗有助于监测药物治疗的效果，及时发现治疗中存在的问题，及时与医师沟通，查明原因，获取更好的治疗方案。

（7）克服饥饿感。控制饮食后，很多糖尿病病人常常感到饥饿难忍，甚至因为无法忍受而放弃饮食治疗。饥饿感其实是糖尿病的一种症状，经过治疗，病情改善后，饥饿感也会随之减轻。刚开始饮食治疗，食量比原来明显减少，胃肠可能会不适应，但是适应几天后饥饿感就会慢慢减轻。如果仍感饥饿，不妨采取以下措施：①多吃低热能、高容积的食物，如番茄、黄瓜；②少量多餐，将正餐的主食匀出一小部分作为加餐，加餐时可选用低热能食物，如蔬菜、脱脂牛奶；③用粗杂粮代替精细粮，可以产生更强的饱腹感；④少吃盐，将口味变清淡，可降低过于旺盛的食欲；⑤吃饭速度放慢，做到细嚼慢咽。

（8）防止低血糖。如果没有按时进餐、降糖药物过量、饮食过少或活动突然增多，糖尿病病人易出现低血糖，常表现为头晕、心慌、出虚汗和手哆嗦，应随身携带一些糖果和饼干以备出现低血糖时食用。

（9）长期坚持糖尿病饮食治疗。糖尿病是终身型疾病，因此糖尿病病人饮食治疗也必须终身坚持。长期坚持膳食控制和合理营养对于纠正病人代谢紊乱、减轻症状、预防并发症发生以及减少病死率、延长寿命，都有非常积极的作用。

● 可预防糖尿病的食物

经常吃高脂肪、高热能食物的人是 2 型糖尿病的青睐对象。预防糖尿病的食物是低热能、高膳食纤维食物，如蔬菜、水果和粗粮等。

研究发现，机体内维生素 C 含量高的人患糖尿病的概率低。含维生素 C 高的食物有大枣、橙子、猕猴桃、草莓、柠檬、番茄、青辣椒、黄瓜及花椰菜等。另外，研究发现，苦瓜所含的苦瓜苷被称为"植物胰岛素"，具有良好的降血糖作用；南瓜含的环丙基氨基酸，可促进胰岛素分泌，增强胰岛素受体的敏感性，同时可激活葡萄糖酶，加快葡萄糖的转化，降低血糖浓度；洋葱含有甲苯磺丁脲类似物质，具有降低血糖的作用；扁豆所含的淀粉酶抑制剂有降低血糖的作用；菠菜、藤藤菜含有类胰岛素样物质，能使血糖浓度保持稳定；海带含有褐藻酸钠（褐藻胶），可使糖尿病病人对胰岛素的敏感性提高，具有降低血糖的作用；鳝鱼含有"黄鳝鱼素 A"和"黄鳝鱼素 B"，这两种物质具有显著的类胰岛素降血糖作用……

● 糖尿病病人可以吃的水果

很多糖尿病病人可以和正常人一样吃同样的食物，但关键问题在于吃的多少和频率。糖尿病病人可以吃水果，实际上鼓励用水果替代糖分含量高的加工食品和其他糖类食物。水果含有膳食纤维、维生素、酶和其他一些必需营养素，这些都是糖尿病病人维持正常生活所必需的。科学合理地食用水果可帮助病人稳定糖尿病病情。当血糖降至正常浓度并平稳一段时间后，糖尿病病人是可以食用水果的。一般一天可选择食用 150 克～200 克含糖量低的水果。

可选择每 100 克水果中含糖量低于 10 克的水果，如青瓜、草莓、樱桃、圣女果（樱桃番茄）、柚子、柠檬、李子、杏、枇杷、菠萝、橙子、桃子等。

糖尿病病人不宜吃每 100 克水果中含糖量高于 20 克的水果或坚果，如桂圆、哈密瓜、葡萄及葡萄干、红枣（特别是干枣）、冬枣、蜜枣、丰水梨、柿饼、杏干等。

建议把番茄当水果吃，尤其是血糖未降至正常浓度时。

● 骨质疏松

骨质疏松是以骨量减少和骨组织微结构退变为特征的全身性骨骼疾病，骨的脆性增加，容易发生骨折。老年人骨质疏松发病率较高，其发病率已跃居常见病、多发病的第七位。全球有 2 亿骨质疏松病人，并且女性多于男性。骨质疏松严重影响老年人的生活质量。美国国家健康和营养调查结果表明，50 岁以上人群中，1/2 的女性、1/5 的男性在其一生中都会出现骨质疏松性骨折，而且一旦病人经历了第一次骨质疏松性骨折，继发性骨折的危险明显加大。

● 骨质疏松的危险因素

影响骨量的因素包括遗传与环境因素。人种、性别、年龄、体型等是不易改变的，而环境中许多因素是可以控制的。先天或后天的营养素（主要是构成骨骼的矿物质和有机成分）缺乏，都可造成骨代谢障碍，使骨的结构、功能发生变化，因此，骨质疏松症与营养因素密切相关，特别是在男性和老年女性（绝经超过 10 年）中，营养对骨丢失的速率起着关键性的作用。

（1）遗传因素。骨质疏松性骨折取决于骨峰值和骨量丢失速率两个主要因素。一般认为峰值骨密度受遗传和环境因素的影响分别占 75％和 25％。骨质疏松症可能是多基因的疾病。现在发现的并认为可能的基因有：①维生素 D 受体基因；②骨钙素的维生素 D 启动区基因；③Ⅰ型胶原基因；④雌激素受体基因。

（2）妇女绝经和年龄大于 65 岁。绝经后，妇女由于卵巢停止产生雌激素而发生骨丢失。除了调节月经周期之外，雌激素还能够保持骨钙含量，维持骨质。低浓度雌激素是妇女绝经后发生骨质疏松的主要原因。65 岁以上的妇女约有 1/4 罹患骨质疏松症，年老妇女有 1/3 罹患脊椎骨骨折，8％的妇女在年老时会发生股骨上端骨折。老年人由于性腺分泌减少，进食少，钙摄取少，室外活动少，日照少，维生素 D 合成不足；肌肉缺乏锻炼，骨骼内血液循环减少，骨骼的钙容易被移出；各器官退行性改变，器质性疾病增多；运动迟缓，反应迟钝，视力和听力减退，损伤机会增加，这些都是老年人容易发生骨质疏松性骨折的原因。

（3）长期低钙饮食，营养缺乏。主要有两种情况：①钙的摄入不足。相关调查发现，牛奶的摄入对腰椎、股骨近端骨峰值有明显影响，每天喝牛奶的人比不喝或偶尔喝牛奶的人骨峰值高 6.6％。当钙摄入不足时，机体为了维持血清钙的浓度，就要将骨中的钙释放到血液中，由此骨中钙量逐渐减少，易引起骨质疏松。②维生素缺乏。尤其是老年人日晒减少、消化道功能减退等原因，容易导致体内活性维生素 D 的量不足。体内维生素 D 的量不足时，则保护骨的作用不足，可发生佝偻病、软骨病和骨矿化障碍，易发生骨质疏松。维生素 C 缺乏，影响骨基质形成和使胶原的成熟发生障碍，易产生骨质疏松。维生素 K 摄入量长期低下者，其股骨、颈骨骨折的危险性增高。

（4）体液酸碱性。科学研究证实，人体的正常环境是弱碱性，即体液的 pH 值维持在 7.35～7.45。通常体内的钙处于动态平衡中。如果因为饮食、生活习惯、周围环境、情绪等的影响，人的体液很多时候都会趋于酸性。出于本能，为了维持体液的酸碱平衡，身体就会动用体内的成碱性物质来中和这些成酸性物质。而体内含量最多的成碱性物质就是钙，它们大量存在于骨骼中。那么，在大量进食成酸性食物的时候，身体就会自然地消耗骨骼中的钙以维持酸碱平衡，导致骨钙流失。当摄入某些物质而使体液偏碱性时，骨钙动员减少，成骨增加。

（4）体力活动。经常进行体力活动对骨密度、骨骼大小和形状都有影响，并可明显提高骨骼的机械强度和骨量。据研究，动态负荷有利于骨健康；反作用力较大的运动能显著增加年轻女性的骨密度；每天的体力活动分成 2 次进行，且间隔时间为 8 小时，可增加体力活动对成骨的促进作用；生长发育期和成年早期进行高强度的体力活动可大大降低成年后发生骨折的危险性。适度的体力活动与增加膳食钙的摄入能对骨健康产生协同效应。不同年龄阶段人群对体力活动的要求不同，而体力活动也会对不同年龄段人群产生不同影响。儿童时期进行体力活动有助于骨发育和骨健康；成年人进行体力活动有益于维持正常的骨密度；老年人进行体力活动可改善骨密度，从而降低跌跤和骨折的危险。

（5）酗酒、吸烟、长期饮咖啡和浓茶等。吸烟使骨质减少的原因很多，吸烟者一般比非吸烟者体重轻，这使他们的危险性增加，此外，钙的吸收也会减少。吸烟的妇女绝经期会提前，而且吸烟会降低雌激素水平。酗酒的人患骨质疏松的概率会增加，因为他们的骨量低，而且骨丢失的速度更快。这种骨丢失可能就是酒精对骨作用的直接后果。

（6）身体消瘦。体质指数低者，骨质疏松症发生率高。有研究显示，髋关节骨折者体重较正常者低 3.5 公斤，脊椎骨折者较对照者体重低 4.4 公斤。欧洲的一项骨质疏松性骨折研究表明，25 岁以后，随体重、体质指数的提高，脊椎骨折的发生率显著降低。

（7）药物。有许多药物可以引起骨质疏松，骨丢失的程度与用药剂量和用药时间长短成正比。糖皮质激素是引起药物性骨质疏松的最常见原因，服用糖皮质激素 6 个月以上的病人，几乎 50% 都发生骨质疏松。癫痫病人长期服用抗癫痫药物可导致低钙血症、高碱性磷酸酶血症、骨质软化、骨矿含量降低，部分病人合并骨质疏松症。此类药物可直接影响肠和骨组织对钙的吸收。另外，长期使用巴比妥、肝素等药物，也会影响骨钙代谢，发生骨质疏松症。

（8）疾病。许多内分泌疾病如皮质醇增多症（柯兴综合征）、糖尿病、类风湿关节炎等，都可合并骨质疏松症。雄性激素对男性骨峰值的获得起重要作用，性腺发育异常的男性骨量明显低于正常。

（9）失重时。在失重的情况下，骨的机械支撑功能减退，如宇航员飞行时由于处于失重状态，亦可出现骨组织丢失，失重状态下 84 天后其骨质疏松情况极似失用性骨质疏松。

● 饮食营养素与骨质疏松

1. 钙和维生素 D

在饮食中，与骨健康关系最为密切的就是钙和维生素 D。99％以上的人体钙储存于骨骼中，而骨骼因此也成为维持体液正常钙浓度的钙库。随着尿钙和消化液中钙的丢失，人体需要不断地补充足量的钙（主要是以钙盐的形式，如碳酸钙），以减少钙库动员，否则骨中钙的丢失增加，会引发骨质疏松，进而导致骨折。同时钙盐的补充也使人体酸碱平衡倾向于碱性环境，进一步减少骨溶解，促进骨健康。在人的一生之中，骨量在各个阶段会发生一定的变化，需求量也会发生相应的改变。根据需求量补充钙，是实现骨健康的关键。

影响老年人的钙营养状况的主要因素有成年时期的骨钙峰值、日常钙的摄入量与吸收，以及其他如运动等因素。钙的吸收率随年龄增长而下降。婴儿为 60％，11 岁～16 岁为 35％～40％，成年人为 20％～30％，老年人的钙吸收率最低（小于 20％）。钙的吸收受多种因素影响，维生素 D 是主要因素。老年人的皮肤合成维生素 D 本来就少于年轻人，如果户外活动少，则合成更少，而且老年人肝、肾对维生素 D 的活化功能降低。胃酸有利于钙的吸收，但老年人胃酸分泌减少。老年人的食欲不振会影响摄入量，消化功能减弱又会影响吸收率。一般由肠道排出内源性钙约 100 毫克/天，肾排出 100 毫克/天～240 毫克/天。所以，老年人容易存在钙的负平衡。另外，食物中的钙磷比例可影响钙的吸收与利用。

老年人的血液中维生素 D 浓度常低于年轻人，年轻妇女血液中维生素 D 浓度与接收日照有关，而老年妇女与膳食摄入维生素 D 有关。有几项临床实验评价了老年人补充维生素 D 对骨折发生率及骨密度的影响。实验组在每天补充维生素 D 400 单位 1 年以后，用双能 X 线骨密度仪所测得的骨密度较对照组有明显改善。

饮食钙是人体钙的主要来源，维生素 D 是钙吸收的必需因素。维生素 D 的活性形式 1,25 -二羟维生素 D 能调节小肠钙的吸收，介导骨样组织矿化，并在肌肉功能的完成中起重要作用。

骨密度低不完全是一种钙缺乏病，钙摄入只是许多影响骨密度的因素之一，其他因素包括内分泌状况、年龄、体重、体力活动等。但提高钙和维生素 D 摄入这一干预措施简便易行，花费不大，而且对大部分人群是安全可靠的。钙是影响骨量的重要膳食因素，钙缺乏的原因有原发性负钙平衡（饮食缺乏）和继发性负钙平衡（需求增多、吸收降低或排出增多）。

2. 膳食蛋白质

膳食蛋白质可能通过以下三种途径对骨健康产生积极作用。

（1）调节胰岛素样生长因子 - 1（IGF - 1）的产生。IGF - 1 在机体生长发育和蛋白质合成中起重要作用。肝源性 IGF - 1 的产生、血浆 IGF - 1 浓度以及游离 IGF - 1 的比例均受机体膳食蛋白质摄入量的调节。限制膳食蛋白质摄入所致的 IGF-1 不足可对骨产生多种不良后果，包括骨质疏松、骨皮质形成受损以及骨细胞抵抗性等。高蛋白质膳食可能增加循环中的 IGF-1 浓度，对骨健康起促进作用。骨折后补充蛋白质可减轻骨丢失程度，显著提高骨康复速度。

（2）增加肠钙的吸收。有研究表明高蛋白质膳食能诱导肠钙吸收急剧增加，而骨转化的动力学指标未发生改变。Kerstetter 进行的一项探讨高蛋白质（2.1 克/千克）膳食和低蛋白质（0.7 克/千克）膳食对肠钙吸收影响的研究发现：高蛋白质膳食期间钙吸收率（23.6％±1.5％）显著高于低蛋白质膳食期间钙吸收率（18.4％±1.3％）。如果增加膳食蛋白质的摄入量会促进肠钙吸收而不会刺激骨分解，就会剩余更多的钙，特别是在蛋白质充足时，这样有利于新骨形成。膳食蛋白质增加、肠钙吸收增多至少能拮抗老化过程中钙吸收率下降所产生的影响。绝经妇女摄入充足的膳食蛋白质以及足量的钙对骨健康是有益的，因此许多专家认为蛋白质摄入量充足是老年人骨健康的必要因素。

（3）补充骨基质蛋白。骨有两部分，一为骨盐，即羟磷灰石；一为骨基质，主要由胶原蛋白纤维构成。蛋白质是骨的重要结构组成部分。补充足量的膳食蛋白质能对新骨形成起积极作用。

结合现有的研究结果可知，对各年龄阶段的人群而言，膳食中增加蛋白质摄入量并不会对骨健康产生有害影响，相反会极大地促进骨健康。这与以前许多研究的结论相反，值得关注。在植物性蛋白质与动物性蛋白质的相对益处方面，选择植物性蛋白质可能对骨健康更有利。

3. 脂 类

脂肪作为膳食的三大营养物质之一，研究人员对其对骨健康的影响做了很多研究。膳食中脂肪类型和含量对骨健康有很大影响，试验表明骨密度与饱和脂肪酸的摄入量呈负相关。研究发现高脂膳食对骨健康有负面影响，特别是饱和脂肪酸。这涉及许多机制，包括影响钙的吸收、前列腺素的合成、成骨细胞的形成等。

在诸多多不饱和脂肪酸中，n-6多不饱和脂肪酸（如亚油酸）和n-3多不饱和脂肪酸（如亚麻酸）在健康和疾病方面得到较多的关注。增加n-3多不饱和脂肪酸的摄入可降低多种疾病的发生风险，包括冠状动脉疾病、高血压、2型糖尿病、类风湿关节炎等。增加n-6多不饱和脂肪酸的摄入会增加炎性疾病发生的风险。目前有研究表明，多不饱和脂肪酸能影响骨代谢。动物学研究提示n-3和n-6多不饱和脂肪酸比例增加对骨健康的正面影响可能是n-3和n-6的不同比例影响前列腺素和IGF-1的合成，n-6多不饱和脂肪酸浓度升高，可增加前列腺素E_2的产生，而补充n-3多不饱和脂肪酸或降低n-6与n-3多不饱和脂肪酸比例能增加钙的转运和吸收。为了降低慢性疾病的发生风险，应对膳食中的脂肪进行调整，应增加富含n-3多不饱和脂肪酸食物的摄入，减少富含n-6多不饱和脂肪酸食物的摄入。

4. 大豆异黄酮

异黄酮类是从天然大豆中提取的植物化学物，结构与17-β-雌二醇类似，属于植物雌激素。这类物质能在分子、细胞和生理水平选择性调节雌激素受体，激发各种生物学反应，因此被称为选择性雌激素受体调节剂。大量证据表明，雌激素能通过平衡破骨细胞的溶骨活性与成骨细胞的合成活性，调节骨代谢。手术所致的或卵巢功能自然减退所致的雌激素不足（如围绝经期和绝经后妇女）使妇女比男性更易发生病理性骨丢失。许多绝经后妇女使用雌激素替代治疗，能明显增加髋骨的骨密度，降低骨折的风险。

研究发现：长期雌激素替代治疗对其他疾病（如乳腺癌、不良的心血管疾病或其他疾病）的整体风险远大于髋骨骨折和直肠癌的风险降低带来的益处。大豆异黄酮作为豆制品的成分，从理论上讲，应该是一种较安全的替代治疗，可用于治疗骨质疏松和其他绝经相关疾病。

目前的试验结果似乎表明，在绝经早期和绝经期前进食大豆异黄酮可能有利于骨健康，在妇女育龄期末，少量雌激素效应的时期适当延长被视为是有益处的。

5. 膳食纤维

膳食纤维主要存在于蔬菜、水果和谷物中，与骨健康关系较密切的膳食纤维是果聚糖，尤其是菊粉型果聚糖（以下简称菊糖）。菊糖与其他膳食纤维的不同之处在于：能调节内分泌系统和免疫系统功能，促进多种矿物质的吸收，尤其是钙和镁。

菊糖是一种既不易被哺乳动物消化酶水解又不易被小肠吸收的一类糖类，但有少部分可被大肠菌群水解并发酵。菊糖属于益生原，是一类不易被消化的食物成分，通过选择性刺激肠道中的一种或有效的几种细菌的生长或活性，能对宿主产生有利作用，促进宿主健康。菊糖能通过产生短链脂肪酸，降低 pH 值，增加钙在肠腔内的溶解度，进而提高钙的生物利用度；同时也可直接促进钙在小肠及大肠上段中的被动扩散。食物中菊糖的含量为：洋蓟中含 20%～65% 的固态果聚糖，芦笋含 30%，洋葱含量高达 50%，谷类含 1%～4%。

6. 维生素 D 之外的维生素

（1）维生素 K：是一系列结构类似的化合物，维生素 K_1（叶绿醌，是植物中维生素 K 的主要存在形式）和维生素 K_2（甲萘醌，由肠道细菌合成）是其中主要的两类。维生素 K 是正常凝血功能的必需因子。研究发现，骨骼中有三种维生素 K 依赖性蛋白质，即骨钙素、基质 γ-羧基谷氨酸蛋白和 S 蛋白，在骨代谢中起一定的作用。研究发现，在骨骼代谢中存在着维生素 K 依赖性蛋白质，维生素 K 可降低未羟化骨钙含量，减少尿钙排出量，并可减少骨转化。膳食或循环中维生素 K 含量低或者未羟化骨钙含量高与骨密度降低，骨折发生率增加有关。大量干预研究表明，在膳食中添加维生素 K 发现骨骼特异碱性磷酸酶（反应骨生成的指标）增加，尿钙和尿羟脯氨酸排出量减少。女性增加维生素 K 的摄入可使骨密度增加。维生素 D 能诱导骨钙素合成，维生素 K 在骨钙素转录后的激活中起重要作用，两者相辅相成，共同促进骨健康。

（2）维生素 A：是维持视觉、生长、抗感染所必需的脂溶性维生素。有确凿证据表明成骨细胞和破骨细胞中都含有视黄酸的核受体。维生素 A 在骨重建过程中发挥着重要作用。维生素 A 浓度过高或过低都对骨骼健康不利，蔬菜、水果中的胡萝卜素对骨骼健康没有负面影响。

（3）维生素 C 和维生素 E：作为骨胶原交联的必需因子，与骨健康有密切关系。维生素 C 和维生素 E 可以保护骨骼免受一些有害因素所致的氧化应激，清除自由基，抑制骨溶解，避免骨量减少。

（4）B 族维生素：与骨健康的关系极为密切的 B 族维生素有维生素 B_6、维生素 B_{12}、维生素 B_2 以及维生素 B_1 等。体外研究表明，维生素 B_{12} 显著影响成骨细胞的增加。补充维生素 B_{12} 和钙对脊柱和髋骨的骨密度有正面影响。

7. 钙之外的矿物质

与骨健康有关的金属元素包括钙、镁、钾、钠、锌、铜、氟、锶和锰等。研究表明这些元素能增加钙的吸收和减少钙的丢失，增加骨密度，促进骨健康。

（1）镁：成人体内含镁总量为 834 毫摩尔～1 200 毫摩尔（20 克～38 克），其中 $60\%～65\%$ 存在于骨骼，与钙、磷等形成骨矿，是促进骨生长、维护骨细胞结构与功能的重要矿物质。镁与其他一些电解质、维生素 D 以及甲状腺激素之间存在相互关联。血镁高低可直接或间接影响钙平衡与骨代谢。

（2）锌：成人体内含 1.4 克～2.3 克锌，其中 30% 存在于骨骼。在骨矿化作用开始时，锌结合在骨前组织内；随矿化进程的进展锌含量日益增多；在骨矿物质沉淀之后，羟磷灰石不吸附锌，仅在骨吸收时锌才移出；人到 40 岁以后骨锌含量有下降趋势。

一些疾病，特别是消化道疾病可导致锌吸收障碍，许多疾病均可使锌的需要量增加；长时间使用青霉胺、抗生素等会增加锌的排出；食物精加工增加锌的丢失；微量元素不平衡可使锌的吸收率降低；膳食中锌摄入不足、吸收障碍、排出量大、需要量增加等均可导致锌缺乏，从而引起一系列病变。缺锌时，含锌酶的活性迅速下降，直接影响其刺激软骨生长的生物学效应，成骨细胞活性降低，骨骼发育受抑制，影响骨细胞的生长、成熟与骨的钙化，在成骨细胞居多的部位表现最为明显，X线检查显示骨龄推迟。

　　（3）铜：成人体内的含铜量为 50 毫克～120 毫克，其中一半分布在骨骼和肌肉中。如果铜缺乏，会影响骨胶原的合成与稳定性，使其强度减弱，骨骼的矿化作用不良，成骨细胞活动减少甚至停滞。临床检查发现骨质异常，骨骼变形，结构疏松，发生骨折的危险性增加。人发铜低可能是原发性骨质疏松症的骨外表现，可作为疾病早期的特征，用于诊断。

　　由于绝经后妇女雌激素水平降低影响血浆铜蓝蛋白浓度，长期使用糖皮质激素治疗导致机体铜浓度降低，许多西方式饮食供铜不足，乳糖干扰铜代谢，因而应该更加注意铜在绝经后妇女骨质疏松病因学中的作用。

　　（4）锰：成人体内含锰总量为 10 毫克～20 毫克，骨骼是含锰最多的部位。骨细胞的分化、胶原蛋白及糖胺聚糖的合成等都与锰有关（骨细胞的分化过程需要 RNA 聚合酶催化，糖胺聚糖的合成必须依赖锰激活的葡萄糖转移酶催化）。锰缺乏时，骨细胞分化及其重要结构成分的合成受到抑制，组织结构发生缺陷，骨骼呈现异常。有人认为缺锰是骨质疏松症的潜在致病因素。

（5）氟：氟在骨骼与牙的形成中有重要作用。氟是牙的重要成分，氟被釉质中的羟磷灰石吸附后，在牙表面形成一层抗酸性腐蚀的坚硬的氟磷灰石保护层，有防治龋病的作用。人体骨骼固体的60％为骨盐（主要为羟磷灰石），而氟能与骨盐结晶表面的离子进行交换，形成氟磷灰石而成为骨盐的组成部分。骨盐中的氟多时，骨质坚硬，而且适量的氟有利于钙和磷的利用，以及在骨骼中的沉积，可加速骨骼生长，并维护骨骼的健康。氟化物直接作用于成骨细胞，促进新骨形成，增加脊椎骨的骨矿密度，但对骨强度和骨折发生率的影响尚无定论。

老年人缺氟时，钙、磷的利用受到影响，可导致骨质疏松症，因此，氟对骨质疏松有一定预防作用。在水中含氟较高（4毫克/升～9毫克/升）的地区居民中，骨质疏松症较少。至于用治疗剂量的氟治疗骨质疏松症，虽然有效，但易发生不良反应，使血清钙下降，出现甲状旁腺功能亢进和形成形态异常的骨骼。

综上所述，对骨质疏松的防治，补钙同时补充锰、铜、锌和镁等微量矿物质比单纯补钙效果好，可提高骨质疏松症防治的疗效。

● 骨质疏松的饮食防治

从营养角度预防骨质疏松的重点应放在保持骨质峰值，延缓绝经期妇女及老年人随年龄增加而出现的骨质丢失速率上。注意平衡膳食，在保证足够热能、蛋白质的基础上，提供充足的钙摄入量十分重要。从长远考虑，45岁～50岁以上的所有人都应保证每天1 000毫克的钙摄入。

（1）做到平衡膳食。全面均衡的营养供应，对于机体的各种功能有保护作用，包括与骨质代谢密切相关的内分泌、消化等系统功能，并可维持结缔组织的正常结构和代谢。此外，骨骼的健全不仅需要钙和适量的蛋白质，还需要维生素和其他矿物质，如维生素D、维生素A、维生素C，以及镁、铜、锰、氟等。

（2）适量增加蛋白质。适量增加蛋白质供给，成人每天摄入1.2克/公斤～1.5克/公斤的蛋白质比较合适。动物性蛋白质与植物性蛋白质合理搭配，可适当增加植物性蛋白质的摄入量，应常吃富含胶原蛋白和弹性蛋白的食物（如牛奶、蛋类、核桃、鱼皮等）。

（3）加强钙营养，科学补钙。在骨质疏松症的治疗中，以钙为中心的营养疗法是最基本的方法，不能缺少。主张多食用富含钙的食物，满足钙的摄入量。

奶和奶制品是钙的最好食物来源，其含量与吸收率都高。虾皮、鱼、海带、紫菜、坚果类及芝麻酱含钙量也高。豆类和某些蔬菜如甘蓝（莲花白）、花椰菜，含钙多而含草酸少，也是钙的较好食物来源。要注意烹调方法，如谷类中的植酸、蔬菜中的草酸等都能影响肠道对钙的吸收。谷类可用发酵的方法减少植酸含量。菠菜含草酸较高，先在沸水中烫一下，可除去大部分草酸。

但是，不能认为补钙越多越好，过多的钙也会产生不良反应，会出现便秘、结石，并影响铁的吸收。在选用钙制剂时，要注意钙元素含量，不同类型的钙其吸收率是不同的。中国营养学会于 2000 年提出每天钙的适宜摄入量为：18 岁至成人 800 毫克，50 岁以上 1 000 毫克。

必要时可在医师指导下选用钙制剂。维生素 D 是钙吸收的主要调节因素。足够的钙和充分的维生素 D 是防治骨质疏松症的基础，是抗骨质疏松药物达到最佳效果的必要条件。两者联用可增强老年病人的肌力，有助于维持身体平衡和防止因跌倒引起的骨折，故应加强户外活动，多晒太阳，必要时服用维生素 D 制剂或选用维生素 D 的强化食物。中国营养学会提出的维生素 D 的每天推荐摄入量为 10 微克（400 单位）。含维生素 D 丰富的食物有鱼肝油、海鱼、动物肝脏、蛋黄、奶油和奶酪等。必要时可服用维生素 D 强化食物或在医师的指导下采用维生素 D 制剂。

（4）注意膳食脂肪中脂肪酸的比例。摄入高饱和脂肪酸的膳食不利于骨健康。日常膳食应尽量选择低饱和脂肪酸膳食，增加富含 n-3 多不饱和脂肪酸（如亚麻酸）的食物摄入，如冷水鱼（鲑鱼、长鳍金枪鱼、鲭鱼以及青鱼）、苏籽油、坚果（如胡桃）以及种子等；减少富含 n-6 多不饱和脂肪酸（如亚油酸）的食物摄入，如玉米油、葵花籽油、红花油等。

（5）多吃蔬菜和水果。蔬菜、水果属于成碱性食物，可通过升高 pH 值，抑制破骨细胞的活性，而促进成骨细胞的成骨作用。增加膳食中蔬菜、水果的比例可减少骨转化，显著减少尿钙丢失。蔬菜、水果中所含的各种营养素对骨健康

让我再活六十年

也具有保护作用。蔬菜、水果对骨健康的促进作用可发生于各个年龄段，这是其他许多营养素不具备的。

（6）清淡少盐，避免高钠、高磷和过多的膳食纤维。食物应多样化，不挑食偏食，搭配食用粗粮、坚果类的食物，补充微量元素。含钠多的食物，如食盐、酱油、面酱、味精、腌制食物、火腿、乳腐、挂面等宜少食或限量食用，因为肾脏排出钠时会引起钙的丢失。高磷膳食可刺激甲状旁腺激素分泌，有促进骨质丢失的可能，故膳食中磷的摄入量需要控制。注意过高的膳食纤维也会影响钙及其他微量元素的吸收。

（7）纠正不良生活习惯，不吸烟、不酗酒，少喝咖啡和可乐，多参加户外活动。嗜烟、酗酒和咖啡摄入过多是诱发骨质疏松症的危险因素，而运动可以促进骨质代谢。

● 可预防骨质疏松的食物

高钙食物和成碱性食物均可预防骨质疏松。

（1）高钙食物包括牛奶、奶制品、虾皮、虾米、鱼（特别是海鱼）、海带、紫菜、黑木耳、芝麻酱、豆类及其制品、蛋类等。其中牛奶不仅含钙量高，而且奶中的乳酸又能促进钙的吸收，是最好的天然钙源。

（2）成碱性食物又分为强碱性食物和弱碱性食物。强碱性食物包括白菜、卷心菜、生菜、菠菜、黄瓜、胡萝卜、芋头、海带、柿子、柑橘类、无花果、西瓜、葡萄、葡萄干、板栗等；弱碱性食物包括豆腐、黄豆、绿豆、豌豆、香菇、蘑菇、竹笋、油菜、芹菜、藕、洋葱、茄子、萝卜、土豆、

健康小卫士系列丛书（二）

让我再活六十年

南瓜、苹果、梨、香蕉、樱桃、牛奶等。

● 肥胖症

肥胖症这一现代文明社会的流行性疾病，正成为世界性医学和公共卫生学研究的热点之一。肥胖是指人体脂肪的过量储存，表现为脂肪细胞增多和/或细胞体积增大，即全身脂肪组织增多，与其他组织失去正常比例的一种状态。常表现为体重增加，超过了相应身高所确定的标准体重。肥胖症也是多种疾病（如 2 型糖尿病、高血压、血脂异常、冠心病和痛风等）发生的危险因素，对人类健康构成了严重威胁。根据病因的不同，肥胖症可分为单纯性和继发性两类。单纯性肥胖占所有病人的 95％以上，本文所讨论者即为单纯性肥胖。

2002 年全国营养调查结果显示，我国成人超重率为 22.8％，肥胖率为 7.1％，估计人数分别为 2.0 亿和 6 000 多万。与 1992 年全国营养调查资料相比，成人超重率上升 39％，肥胖率上升 97％。由于超重基数大，预计今后肥胖患病率将会有较大幅度增长。肥胖症发生的根本原因在于营养素的热能代谢失衡，即营养素摄入超过机体代谢的需要，多余的热能便转化为脂肪贮存在体内而引起肥胖。现代营养学与临床医学已证明近年来肥胖的迅速流行与营养因素有着密切的关系，肥胖已经成我国最重要的营养问题。

肥胖症的确定主要根据体内脂肪积聚过多和/或分布异常。肥胖症的分类有多种，按脂肪的分布可分为全身性（均匀性）肥胖、中心型（向心性）肥胖等。中心型肥胖是指脂肪主要在腹壁和腹腔内蓄积过多。中心型肥胖者发生代谢综合征的危险性较均匀性肥胖者明显增高。按肥胖的程度可分为肥胖前期、Ⅰ级、Ⅱ级、Ⅲ级。肥胖症的判定方法主要有以下几种。

（1）体质指数（BMI）：体质指数＝体重/身高^2。式中，体重单位为公斤，身高单位为米。我国成年人体质指数的分级标准为：正常体重为 18.5～23.9，超重为大于或等于24～27.9，肥胖为大于或等于 28。

（2）腰围（WC）：测定腹部脂肪的分布，是腹内脂肪量和总体脂的一个近似指标。肥胖标准为男性大于 94 厘米，女性大于 80 厘米。

（3）腰臀比（WHR）：即腰围和臀围的比值，男性大于0.9、女性大于 0.85 可诊断为向心性肥胖。目前有用腰围代替腰臀比预测向心性肥胖的趋势。

（4）肥胖症的其他判断方法：有水下称重（密度测量）、双能 X 线吸收法（DEXA）、CT 检查、MRI 检查等。但由于程序复杂，比较昂贵，无法普遍采用。

需要指出的是，引起体重增加的原因不只是脂肪组织增多，诸如运动员（特别是健美运动员）的肌肉发达，或者重度水肿的病人，他们的体重都有可能超过正常值范围，但不一定属于肥胖。相反，体重没有达到超重范围，并非就不是肥胖者。因其生活安逸，缺乏运动，热能没有及时消耗，脂肪在体内积聚，肌肉相对减少，其功能性的细胞组织减少，肌肉组织被脂肪组织与结缔组织所代替，而使其身体的脂肪超过正常，也属于肥胖。还有一种是局部脂肪堆积过多者，如"大福肚子"，虽体重并不一定超标，但也可称之为"腹型肥胖"。

● 肥胖症发生的原因

肥胖症的病因和发病机制尚不完全清楚。目前认为，肥胖症是遗传和环境因素共同作用的结果。一般来说，遗传变异的发生是一个漫长的过程，因此在较长时期内相对稳定。然而数十年来肥胖症在全球呈迅速流行趋势，从另一个角度说明肥胖症的快速增长主要不是遗传基因发生显著变化的结果，而是环境因素改变所致，这已经在学术界达成共识。

1. 内在因素

（1）遗传因素：流行病学调查已表明肥胖症具有家族遗传倾向。父母肥胖者其子女及兄弟姐妹间的肥胖亦较多，大约有 1/3 的人与父母肥胖有关。父母体重正常，小孩肥胖的概率为 7％；父母一方肥胖，小孩肥胖的概率为 40％；父母双方肥胖者，则小孩肥胖的概率高达 80％。1994 年 Zhang 等克隆出小鼠和人的肥胖基因（ob 基因），基因表达产物称为瘦素。瘦素是由脂肪组织分泌的蛋白质类激素，通过与其受体结合而发挥其生理作用。其重要的生理作用之一是将体内脂肪储存的信息传送到下丘脑，使神经肽 Y 合成减少而使摄食减少。进一步的研究发现瘦素的这一维持机体热能代谢平衡的作用受到下丘脑的神经肽系统（包括神经肽 Y、黑色素浓缩激素、甘丙肽、增食因子等）的调节。但研究表明肥胖人群中罕有瘦素基因的缺失或突变，瘦素浓度的增高却较为普遍，推测肥胖者可能存在对瘦素作用的抵抗。目前认

中老年人与饮食有关的慢性病及其饮食治疗

让我再活六十年

为肥胖症更可能是多基因作用的结果，比较典型的基因突变有：瘦素基因突变、瘦素受体基因突变、促黑激素皮质素－4（MC－4）受体基因突变等。有关基因作用的确切机制尚待进一步阐明。

（2）生化因素：当热能的摄入并不符合机体需要，同时又在没有增加或减少活动量的情况下，相当一部分人却可维持体重不变。虽然也有一些人逐渐变得肥胖或消瘦起来，然而那些变肥胖或消瘦的人，却并不一定全部比一般人吃得更多或更少一些，可能有以下原因。

1）不同的个体，其所含有的钠－钾－三磷酸腺苷酶（Na^+-K^+-ATP 酶）及脂蛋白酶（清除因子脂酶）的数量与活性是不同的。如众所周知，Na^+-K^+-ATP 酶是机体维持正常体重和适量体脂而不发生肥胖或消瘦的重要"调节装置"。肥胖者与正常者相比往往表现为其所含的 Na^+-K^+-ATP酶的数量和活性较低，或者清除因子脂酶数量和活性较高，或者两种情况兼而有之，故其饭后热生成仅及正常人的一半，以至于超热能常在肥胖形成之前就已存在，而肥胖形成之后则更为明显。

2）体脂在合成或分解时，都要使脂肪酸在脂酰辅酶 A 酶的作用下形成脂酰辅酶 A。近年的研究表明，这类酶有两种，一种专管合成，另一种专管分解，前者的数量和活性往往高于后者。

3）在机体内，总热能中仅一部分被转化为 ATP 或其他高能键化合物的能，这些才是"可利用的能"，即可用于做功（进行劳动和合成代谢）的能，而其余的则均转化为热能而散失。

2. 环境因素

环境因素主要有营养、活动量、文化和社会心理因素等，其中营养因素的变化对肥胖症的发生起着关键作用。

（1）营养因素：

1）热能摄入过多。热能摄入过多主要表现在食欲亢进、消耗减少、活动减少及摄入与排出不平衡。简单而言，就是摄取的热能与消耗的热能之差约等于贮藏的热能。也就是说，只要摄取的热能过剩，哪怕身体没有发生任何代谢异常，也会增加贮藏量，形成脂肪贮藏增加。事实上，动物实验表明，饮食性肥胖，一般均不存在种种与肥胖形成有关的代谢异常问题，肥胖的成因主要是由过剩热能引起的。现代社会人群的热能摄入普遍呈上升趋势。热能增加主要来源于脂肪和糖类摄入增多。当热能摄入过多，超过机体的需要时，剩余部分便转化成脂肪储存于体内，导致肥胖。

2）膳食结构失衡。膳食结构中各营养素间失去平衡与肥胖的发生有着密切的关系。

①脂肪比例：膳食中脂肪（尤其是动物性脂肪）摄入增加是大部分国家肥胖人群增长的重要原因。我国城市居民膳食结构不尽合理，畜肉类及油脂消费过多，谷类食物消费偏低。2002 年城市居民每人每天油脂消费量由 1992 年的 37 克增加到 44 克，脂肪供能比达到 35%，超过世界卫生组织推荐的 30% 的上限。与此同时，农村居民脂肪供能比由 1992 年的 18.6% 迅速上升到 2002 年的 27.7%。而根据世界卫生组织的建议，膳食中脂肪供能比不超过 30%，动物脂肪供

让我再活六十年

能比应在 10％以内。研究表明脂肪（特别是动物性脂肪）能提高食物的热能密度（热能密度指一定体积的食物或膳食所产生的热能），导致过度的热能摄入，超过热能消耗的脂肪并不被机体氧化，而是在体内储存，使热能正平衡，引起体脂增加。陆生动物脂肪（主要为饱和脂肪酸）摄入过多，除了可能导致肥胖外，还可增加高脂血症和动脉粥样硬化发生的风险。

②糖类含量：一般认为，饮食结构中糖类的含量对肥胖的发生只起次要作用；但是，美国健康与营养调查研究（NHANES）的数据显示伴随着脂肪供能比的下降、糖类摄入量的上升，肥胖的检出率加速增长。1971 年—2000 年糖类供能比上升了约 6％，脂肪供能比则下降约 4％（由于总热能摄入的增加，脂肪摄入的绝对值仍稍有增长），而同期肥胖的检出率却增长了一倍多。美国人群数十年来脂肪的摄入量相对降低，可能与政府较早提倡低脂饮食有关。中国的情况则相反，2002 年的全国营养调查结果则表明，中国城市居民谷类食物供能比仅为 47％，明显低于 55％～65％的合理范围。以此同时，脂肪的供能比则大大提高。

③其他营养素：由于谷类、新鲜蔬菜和水果等食用偏少而致膳食纤维摄入的不足与肥胖的发生也有一定关系。在谷类、蔬菜和水果中，含有大量不被人体消化吸收的膳食纤维。膳食纤维被摄入体内后，极易吸收水分并迅速膨胀，不仅使人的饱腹感来得快，且保持时间长，而且释放出来的热能少，起着防止热能摄入过多、预防肥胖、保持体重的作用。最近研究发现微量营养素中钙的缺乏也与肥胖症发生相

关。当膳食中缺钙时，机体在钙营养性激素（如甲状旁腺素和活性维生素 D）的作用下，提升细胞（尤其是脂肪细胞）内的钙浓度，而脂肪细胞内的钙积聚能抑制脂肪分解和促进脂肪合成，导致肥胖症发生。

（2）不良饮食行为：不吃早餐并没有减肥作用，相反还会导致肥胖，因为不吃早餐常常导致吃午餐和晚餐时摄入的食物增多，使一天的热能摄入总量增加。现在快餐消费已成为人们较普遍的饮食行为，但快餐食物多含高脂肪、高热能，而营养构成却比较单调，经常食用会导致肥胖和某些营养素缺乏。胖人的进食速度一般较快；而慢慢进食时，传入大脑摄食中枢的信号可使大脑做出相应调节，较早出现饱足感而减少进食。另外，在进食量相同的情况下，由于进食的次数不同，也会引起肥胖。在人群中也发现少餐多食与多餐少食相比，前者更易引起肥胖。

此外，夜晚有进食习惯者，由于夜间自主神经系统中副交感神经处于优势，消化功能好，食物中的热能吸收比较彻底，摄入的食物也容易贮存于体内。平时要求临睡前 3 小时左右不进饮食，就是这个道理。

（3）活动量不足：使热能消耗减少，是肥胖发生的重要因素之一。活动不足，不仅在于减少了热能消耗，也使机体变成了热能易在体内贮藏的代谢状态。实际上，一旦成为活动不足状态，胰岛素的降血糖作用也减弱，形成抗胰岛素样状态。由于拮抗胰岛素的作用，而代偿性地引起胰岛素的分泌增加，相对于降血糖作用的减弱，而脂肪合成的作用却未减弱，因此就产生了脂肪蓄积的代谢状态。更有甚者，基础代谢下降，贮藏热能却增加，而且脂肪合成酶的活性也亢进。实际上，活动不足在肥胖成因相关性方面，与其说是热能消耗减少，还不如说是代谢状态的改变所引起的要多些。活动不足的情况，在现代社会已成为肥胖产生的重要原因，日益涉及我们的日常生活。如交通手段的完善、家庭劳动的电气化、体力劳动的减少，几乎形成了"省力型"社会。因此，成人膳食即便不改变，而肥胖者仍会急剧增加，似乎是顺理成章的。

（4）其他：文化和社会心理因素（如心理不平衡、抑郁借饮食寻求安慰）等也可能影响肥胖的发生。另外，还有过量饮酒。酒在中国有着相当长的历史，每一种名酒都有着深刻的历史文化渊源。酒的主要成分是酒精（乙醇），啤酒的酒精含量较低，仅为 1.5%～4.5%，对身体危害较小，但能获得较高的营养价值，如维生素、酵母、矿物质、各种氨基酸和糖类。啤酒中的啤酒花、鲜酵母、二氧化碳，甘甜爽口，能刺激消化液的分泌，促进食欲，帮助消化。故人们把啤酒称为"液体面包"。而饮酒时的美味佳肴，使人进食过高的热能，使热能过剩，成为脂肪蓄积于皮下引起肥胖。

● 肥胖症的防治

由于肥胖症发生的根本原因在于长期机体热能摄入超过消耗而导致脂肪在体内沉积，因此其防治的中心环节是通过调节机体的营养素摄入和热能消耗而达到维持热能代谢平衡的目的。肥胖症的预防应从幼年开始，但任何年龄段均应加强健康教育和环境干预，在合理营养的同时坚持体力劳动和

健康小卫士系列丛书（二）

让我再活六十年

运动锻炼。肥胖症的治疗应强调以营养、行为治疗为主的综合治疗，其主要治疗措施如下：

1. 饮食控制

人们普遍认为，锻炼是最有效的减肥方法，但美国科研人员发现，仅靠锻炼难达减肥效果，更好的减肥方法是科学进食。只靠锻炼之所以难以达到减肥效果，是因为身体在锻炼后损失大量热能，使人们容易吃更多的东西。与锻炼相比，科学进食的减肥效果更好。

（1）减少热能摄入。通过严格限制热能摄入使膳食供热能低于机体实际消耗量，即必须供应低能膳食，以造成机体热能的负平衡，促使长期的超热能被代谢掉，直至体重恢复到正常水平，然后注意控制热能摄入与消耗的平衡，以维护好这一水平。供能的具体数值，则应依据下述情况统筹考虑：①看治疗前长期以来病人日常的膳食热能水平；②应视肥胖是处在上升发展阶段还是在平衡稳定阶段；③对老人要注意有无并发症存在。对热能的控制，一定要循序渐进，逐步降低，并适可而止，切忌骤然猛降或降至最低安全水平以下。通常应辅以适当的体力活动，以增加其热能消耗。万不可盲目过于苛求控制饮食，以免导致神经性厌食的发生。

（2）保持营养均衡。肥胖者保持长期的营养均衡对减重的维持并恢复其正常的生理功能大有益处。中国肥胖问题工作组提出肥胖者减重膳食构成的基本原则为低热能、低脂肪、适量优质蛋白质、复杂糖类（如谷类），增加新鲜蔬菜和水果在膳食中的比例。

（3）控制高热能食物的比例，尤需对低分子糖、饱和脂

让我再活六十年

肪酸和乙醇严加限制，最好是少食或不吃。目前的资料显示，当膳食中的脂肪含量超过 30% 时，增加体力活动所带来的正面影响很容易被抵消。包括一些甜腻、油炸食物，如糖果、中西甜点、甜饮料，以及含脂肪高的坚果类，如花生、瓜子、腰果、松子、核桃等，含糖类高的食物如淀粉类、薯类、谷类食物也要限量食用。避免食用含油脂过高的汤类，如猪骨汤、牛骨汤、连皮鸡汤等。

2. 适当的体育锻炼

增加人体的运动量可以增加机体热能的消耗，减少脂肪贮存。当然，适量的体育锻炼对机体还有许多有益之处，如改善心肺功能、降低胰岛素抵抗而改善糖耐量、提高机体免疫力、振奋精神、改善心理状态等。体育锻炼可以减少脂肪组织而增加瘦肉组织。可是往往在锻炼停止后，这个过程又发生反转。在发生这种脂肪与瘦肉组织之间的转变过程中体重可能不变，但如果在成年期维持有规律的运动，则能预防脂肪的增加。

（1）增加有氧运动，即运动强度与机体其他功能相适应不会引起短期的缺氧状态。比如散步、快走、慢跑、跳舞、跳绳、骑单车、上楼梯等。

（2）运动过程中注意运动量要达到一定程度，并且持之以恒才能达到减肥的效果。运动量与运动强度、运动时间相关。运动强度是一个相对概念，低运动强度指运动增加的耗氧量在 40% 左右，中运动强度指运动增加的耗氧量达 60% 左右，高运动强度指运动增加的耗氧量在 80% 以上。运动强度可以通过脉搏的测定进行估计，40 岁以上的人如果运

健
康
小
卫
士
系
列
丛
书
（
二
）

让
我
再
活
六
十
年

动后脉搏增加至 120 次/分，40 岁以下的人如果运动后脉搏增加至 140 次/分，说明人体的运动增加的耗氧量达 60%左右，即达到中等运动强度。

（3）运动时间：中等强度的有氧运动每次达 30 分钟以上，每周 4 次或 5 次为宜。

（4）体育运动过程中要注意运动强度与时间要与个体机体功能相适应，坚持循序渐进的原则。

3. 药物治疗和手术治疗

重度肥胖的病人适当使用减肥药物是有效和有必要的，但使用减肥药物要有科学性，一定要使用经过卫生部许可或推荐的药物，最好在临床医师或营养医师的指导下使用。

4. 养成良好的生活方式

养成良好的生活方式包括良好的饮食习惯、运动习惯、日常生活和工作中多动少静习惯的养成等。

● 癌　症

癌症是当前人类健康的第一大杀手，每年全世界约有百万人被癌症夺去生命。越来越多的研究表明，人类癌症的发生尽管与遗传因素有关，但主要是由环境因素引起的，因此是可以预防的。在诸多环境因素中，除吸烟以外，饮食和营养被认为是最重要的因素。美国因癌症而死亡的病例中，约有 35%与饮食和营养有关。我国消化道癌症的比例较高，因此与饮食营养因素有关的癌症约占癌症总数的 50%。可见饮食与营养在诸多与癌症有关的环境因素中的重要地位。蔬菜和水果越来越被证明是多种癌症的保护因素，包括消化道癌（口腔癌、食管癌、胃癌、结肠癌、直肠癌）、呼吸系统癌（咽癌、喉癌、肺癌）以及与内分泌有关的癌（乳腺癌、胰腺癌）。在大量的前瞻性队列研究中，几乎没有不一致的结果，有些还显示出良好的剂量－反应关系，即蔬菜和水果的摄入量越高，则发生癌症（胃癌、肺癌等）的危险度越小。据估计，如果能做到每人每天摄入 400 克～800 克新鲜水果和蔬菜，则可使肺癌和胃癌的发生减少 50%。

20 世纪 80 年代末和 90 年代初，一些经济发达的国家通过控制吸烟已使肺癌发病率开始明显下降，膳食和营养在预防癌症中的作用，已经得到更多人的关注。致癌物通过饮食、呼吸、皮肤接触等途径侵入人体，其中饮食是最直接、最经常的重要方式。而膳食中又同时存在着突变/致癌和抗突变/抗癌两种相反的因素。即饮食中除人体必需的营养成分外，还存在着对癌症的发生和抑制有双向作用的物质。

世界癌症研究基金会和美国癌症研究所参照大量的资料，提出了一些明确易行而又令人鼓舞的有效防癌措施。如每天食用 5 份或更多的新鲜蔬菜和水果（每份相当于一个中等大小的水果或半杯新鲜或烹调过的蔬菜，或一杯生的叶菜）就能使癌症总发病率下降 20%。健康膳食可使乳腺癌、肺癌和结直肠癌分别减少 1/2、1/3 及 1/4。近 10 年来，更多的实验研究和流行病学资料证明，在人类癌症的发生与发展中，饮食营养因素起着十分重要的作用。

● 饮食类型与癌症分布

亚洲、非洲和美洲发展中国家的农村地区，食物以谷物和薯类组成的主食分量较大。这些人群中口腔、咽喉、食管、胃、肝和宫颈部位的癌症发病率较高。

欧洲、美洲及澳洲经济发达国家或发展中国家的部分城市，随着工业的发展膳食的植物性食物逐步减少，而动物性食物、油脂、糖和加工食物的消耗量增加。这类以"三高"（即高热能、高蛋白质和高脂肪）为特征的膳食中，来自植物的生物活性物质和膳食纤维含量显著减少。结果"文明病"（如肥胖症、糖尿病、高血压、高血脂和冠心病等）流行，癌症的发病率也增加。这些地区的结直肠癌、乳腺癌、前列腺癌和子宫内膜癌的发病率明显上升，而肺癌则是全世界共同面临的严重问题。

近30来，我国经济发展很快，特别是城市地区，膳食组成也出现了明显的变化，城市恶性肿瘤死亡率也有相应改变。肺癌、肝癌死亡率上升幅度最明显，其次是结直肠癌、肛门癌、白血病和乳腺。死亡率下降最大的是宫颈癌，其次是食管癌、鼻咽癌和胃癌。

● 饮食成分对癌症的影响

（1）热能：人类需要从食物中摄取热能以维持正常的生理功能。热能平衡与热能的摄入、身高体重、体育活动等关系密切。有资料证明，高热能膳食、肥胖且活动量较少的妇女患乳腺癌和子宫内膜癌的危险性增加。肥胖还可能使患肾癌、胆囊癌和结肠癌等的危险性增加。而经常参与体育活动，消耗多余的热能可以降低患结肠癌、乳腺癌和肺癌的危险性。

让我再活六十年

（2）糖类：目前仍是世界大多数国家和地区膳食热能的主要来源。现已查明，淀粉和纤维含量高的膳食可能有降低结肠癌、胰腺癌发病的作用。如食用精制的淀粉过多，能增加患胃癌、结直肠癌的风险。

（3）脂肪：是重要的营养物质，它能改膳食物的感观性状。脂肪来源于烹调用的油脂、肉类及各种食物中的脂类物质，如胆固醇、磷脂和脂蛋白等。脂肪在提供总热能的15%～30%的情况下，可满足机体的生理需要。高脂肪特别是动物性脂肪和饱和脂肪膳食可能导致增加患肺癌、结直肠癌、乳腺癌、前列腺癌的危险性。

（4）维生素：是维持机体健康所必需的有机化合物。维生素大部分不能在人体内合成，须从食物中摄取。类胡萝卜素高的食物可以降低肺癌、食管癌、胃癌、结直肠癌、乳腺癌和宫颈癌的危险性。维生素 C 能使口腔癌、食管癌、胃癌、肺癌、胰腺癌和宫颈癌的发病率下降。维生素 E 可降低肺癌和宫颈癌的危险性。

（5）矿物质：食物缺碘或含碘量过高都可增加甲状腺癌的危险性。食物中补充适量的硒有可能降低肺癌、肝癌和胃癌的发病率。

（6）其他的生物活性物质：大蒜和葱类中的生物活性物质可抑制幽门螺杆菌生长，降低胃癌的危险性。

● 加工食物中存在的致癌因素

将食物原料精工细作，调制成美味佳肴，不仅充满生活情趣，也体现了一种文化的修养和享受。在现代化学工业发达的环境中，食物生产、运输、加工和保存过程中，常常受到污染，给人类健康带来不利的影响。

（1）化学性污染：在食物和饮料中发现的化学性污染物很多，如化肥中的硝酸盐、各种杀虫剂和除草剂、畜牧水产养殖业用药的残留物（如生长刺激素和激素等）、重金属（铅、砷和镉）、多氨联苯、二噁英等。其中有些已经实验证实具有致突变和致癌作用，还有些已由国际癌症研究中心公布对人可能有致癌作用。在卫生监督部门制定的安全限量以下，还没有发现这些污染物对人类癌症发生有明显的影响。

（2）微生物污染：粮食及其制品若保存不当（高温、潮湿和通风不良），很容易受到曲霉、青霉和镰刀菌属产生的多种毒素污染。其中，黄曲霉毒素可使原发性肝癌的发病率增高；幽门螺杆菌污染可增加胃癌的发病率。

（3）食盐腌制：传统食物常用食盐腌制的方法保存，腌制品中所含的硝酸盐和亚硝酸盐量大，且可能含有少量致癌物亚硝胺类物质，如果人体摄入较多的硝酸盐或亚硝酸盐，以及胺类，也可在胃内合成亚硝胺，可以增加食管癌、胃癌、鼻咽癌发病的危险性。

（4）熏鱼、熏肉制品和烧烤食物：经过烟熏或火烤的食物，常被致癌的苯并(a)芘等多环芳烃类以及致突变的杂环胺等污染。多吃这些食物可增加胃癌发病的危险性。

● 饮食中的抗癌物质

为什么蔬菜和水果会对诸多癌症有保护作用呢？一般认

为蔬菜和水果中存在两大类物质，一类是食物中的某些营养素，如维生素、微量元素、氨基酸；另一类是食物中的非营养素，即在食物中天然存在的、含量较少的一类具有抗突变/抗癌或其他生理活性的化学物质。非营养素具体包括：

（1）酚类化学物：广泛存在于植物中，如绿茶中的单宁，葡萄中的葡萄多酚（原花青素）和白藜芦醇，草莓中的花青素、鞣花酸，以及咖啡酸、富马酸、酚酸、儿茶酚等。

（2）吲哚类化合物：在十字花科绿色蔬菜中广泛存在，如大白菜中的吲哚－3－甲醇、吲哚－3－甲醛等。

（3）巯基化合物：广泛存在于水果、蔬菜中，如芳香异硫氰酸盐、丙烯基硫化物、半胱胺、二巯基丁醇等。

（4）香辛料及植物色素类：如肉桂醛、胡椒碱、香豆素、茴香醛、伞形花内酯和一些植物色素如姜黄素等。

（5）萜类物质：主要存在于多种柑橘类水果和十字花科蔬菜，如白菜、甘蓝（莲花白）等。萜类物质主要包括单萜烯、D－二萜烯，另外柑橘类水果中还含有薄荷醇和1,8－桉油醇。

（6）啉类化合物：如血红素、胆红素、叶绿素等。

（7）蛋白酶抑制剂：指一类天然存在的小分子多肽或蛋白质。

（8）黄酮类化合物：包括黄酮、异黄酮、黄酮烷、双黄酮等及其苷类，是一大类多环化合物。在食物中存在较多的黄酮、芦丁、桑黄素、黄烷酮、柚配质、芹皮黄素、山茶酚等。

（9）皂苷：是存在于植物中的一类比较复杂的苷类化合

物，如人参皂苷、绞股蓝皂苷、柴胡皂苷和大豆皂苷等。

总之，在膳食营养与癌症的关系方面，恐怕只有蔬菜和水果的保护作用是最具有说服力和经得起时间考验的。

● 预防癌症的饮食措施

世界癌症基金会和美国癌症研究学会出版的《膳食营养与癌症预防》中专家组提出以下 14 条防癌膳食建议：

（1）选择富含各种蔬菜、水果、豆类的植物性膳食，并选用粗粮。

（2）避免体重过低或过重，整个成人期的体重增加限制在 5 公斤以内。体质指数控制在 18.5～24，超重或过度肥胖的妇女，患子宫内膜癌的危险性高；超重的绝经后妇女发生乳腺癌的危险性高；体重超重者患肾癌、肠癌的危险性高，并可能增加患其他肿瘤的危险性。

（3）坚持适当的体力活动。如果工作时缺少体力活动，应每天进行 1 小时快步行走或类似运动。

（4）每天多吃蔬菜和水果，目标为 400 克～800 克。蔬菜和水果的保护作用是由其中的维生素、矿物质、膳食纤维和植物化学物质之间的相互作用产生的。绿叶蔬菜、胡萝卜、土豆（含红薯等）和柑橘类水果的预防作用最强。在蔬菜和水果中，被认为与防癌有关的抗氧化剂有：β-胡萝卜素、番茄红素、叶酸、叶黄素、黄色素等，它们普遍存在于各种蔬菜和水果之中。为了达到每天吃 5 份以上的新鲜蔬菜和水果的目标，可以从每天喝一杯果汁做起，上、下午再各吃一片水果作为零食，正餐时再吃至少两份以上的蔬菜和水

让我再活六十年

果。重要的是每天要吃 5 种或 5 种以上的蔬菜和水果，并常年坚持，这样才能持续预防癌症。

（5）每天摄入多种谷类、豆类、根茎类食物，目标为 600 克~800 克，并尽量多吃粗加工的谷类。而高膳食纤维的食物可能有预防结肠癌、直肠癌、乳腺癌和胰腺癌的作用。没有任何证据表明水果中天然存在的糖类能增加患癌的危险，可用葡萄、香蕉、桃子和草莓等替代蛋糕、点心、饼干和巧克力。

（6）建议不饮酒。如要饮酒，则每天男性限制在 2 杯以内，女性限制在 1 杯以内（1 杯酒相当于 250 毫升啤酒或 100 毫升葡萄酒或 25 毫升白酒）。

（7）控制肉类摄入量，特别是红肉，应限制在每天 80 克以内。最好选择鱼、禽肉取代红肉（牛、羊、猪肉）。如果每天摄入超过 90 克的红肉，可能会增加患结肠癌、直肠癌、胰腺癌、肾癌、前列腺癌、乳腺癌、子宫内膜癌的危险。吃鱼不会增加患癌症的危险，可尝试每周至少吃 2 次或 3 次鱼。尽管红肉含铁量较高，但豆类、蔬菜和全谷类饮食同样可以提供足够的铁。

（8）限制脂肪含量高，特别是动物性脂肪含量高的食物。选择植物油，特别是单不饱和脂肪酸含量高、氢化程度低的油。饱和脂肪酸含量高的膳食会增加患肺癌、结肠癌、直肠癌、前列腺癌、乳腺癌和子宫内膜癌的危险。健康饮食要求将脂肪的总摄入量减少到其提供的热能低于每天所需总热能的 25%。多吃天然低脂食物，应将家禽的皮剥掉并剔除所有可见的脂肪。

（9）少吃腌制食物，盐的每天消耗量应少于 6 克（约 1 茶匙）。应避免在烹调时习惯性地加太多的盐，在餐桌上可用新鲜的黑胡椒粉代替盐，少吃腌制的咸肉、火腿及咸花生、咸土豆片、咸饼干等。

（10）不要食用在常温下存放时间过长、可能受真菌毒素污染的食物。真菌毒素最主要的是黄曲霉素，它可引起原发性肝癌。不要买被霉菌污染的坚果、谷类和豆类，但酱豆腐等发酵食物是安全的。

（11）用冷藏或其他适宜方法保存易腐烂的食物。各种食物有不同的保质期，按照食物包装上的说明妥善保存食物，这样既可保存其营养成分，又可防止各种致病菌的污染和食物变质。

（12）食物中的添加剂、污染物及残留物：食物中的添加剂、污染物及残留物的浓度低于国家规定的限量即是安全的，但乱用或使用不当可能影响健康。尽管蔬菜、水果中可能有少量化学残留物，但在食用前仔细清洗，就可以去除细菌和杂物。

（13）不吃烧焦的食物，直接在火上烧烤的肉、腌肉及熏肉只能偶尔食用。常吃烤肉、烤鱼会增加患胃癌的危险性。烹调时要避免把食物烧焦，如果烧焦，食前应去除烧焦部分。如果喜欢吃烤肉，可尝试用铝箔包好后再烤，以免食物直接接触明火。烹调最好煮、蒸、炒，而不要烤、炸、熏。

（14）食物中的各种营养素和其他成分结合起来可以抵御癌症。大多数人应该能够从饮食中获取所需的各种营养素。如果认为自己需要用营养补充剂，最好先去找医生，以确定自己的身体状况是否需要。

最后，应指出，尽管吸烟不是膳食的一部分，但是任何预防癌症的膳食建议都不应忽视强调"不吸烟"。

● 老年性痴呆

老年性痴呆症和抑郁症是近年来老年精神疾病中患病率增长最快的。随着人们生活水平的不断改善，老年人口的数量和所占比例不断提高，老年人脑健康问题也受到社会的关注。据不完全统计，65岁以上人群中患重度老年痴呆的比例达5％，而到80岁，比例上升到15％～20％。老年性痴呆病人的平均生存期为5.5年，因此该病已成为现代社会老年人的主要致死病之一。

● 饮食中的营养素与老年性痴呆的关系

老年性痴呆的病因目前尚不完全清楚，但研究人员普遍认为，老年性痴呆的发病与机体内营养素的代谢失调有密切关系。营养因素被认为是痴呆发病的环境因素之一，伴随着年龄的增加，人体器官功能降低，腺体分泌减少，代谢、免疫功能下降，如果所需要的营养素（如蛋白质、维生素、微量元素等）补给不足或不当（脂肪过多），老化的进程就会加快。

（1）维生素 B_{12} 和叶酸：研究人员对数百名受试者进行血样分析显示，血液中维生素 B_{12} 含量在正常范围的 1/3 下限者，患老年性痴呆的可能性增加 3 倍以上；叶酸含量低者，患此病的可能性增加 2 倍。此次研究还发现，维生素 B_{12} 和叶酸缺乏的人，半胱氨酸（一种有潜在危害的氨基酸）浓度最高，其含量在正常范围的 1/3 上限者，患痴呆的可能性高 35 倍。

（2）铝：是一种低毒且为人体非必需的微量元素，是引起多种脑疾病的重要因素。它是多种酶的抑制剂，其毒性能影响蛋白质合成和神经介质。铝可使脑内酶的活性受到抑制，从而使精神状态日趋恶化。因此，长期过量摄入铝，可导致老年性痴呆。老年性痴呆病人死后检查证实：脑内铝含量明显超过正常人。据报道，饮水中含铝浓度较高的地区，该病的发病率也较高。

（3）铜：高铜可增加体内自由基水平，改变脂类代谢，导致动脉粥样硬化并加速细胞的老化和死亡。近年的研究表明，铜在脑中某些部位沉积，可导致脑萎缩、灰质和白质退行性改变、神经元减少，最后发展为老年性痴呆。

（4）锌：是许多蛋白质、核酸合成酶的成分，能促进细胞更新，增强免疫功能。锌在大脑的分布有一定区域性，松果体特别多；其次是边缘系统的皮质部，特别是齿状回和海马。缺锌时影响脑功能，尤其是海马功能，海马参与学习、记忆、情绪和条件反射的形成。因此，锌可强化记忆力，延缓脑的衰老。

（5）锰：在脑部分布较多。锰在脑组织中能激活单磷酸腺苷，在脑神经递质中起调节作用。老年人缺锰，会导致智力下降、反应迟钝。

（6）硒：有抗氧化作用，可调节机体免疫功能。体内缺

让我再活六十年

硒时酶的催化作用减弱，脂质过氧化反应强烈。过氧化脂质对细胞膜、核酸、蛋白质和线粒体的破坏，导致不可逆损伤。这些长期反复作用，造成恶性循环，可促使大脑和整个机体衰老。

（7）锗：有机锗（由无机锗通过菌丝转化而成）的主要作用在于它的供氧功能和脱氧能力，能清除自由基，降低氧消耗，从而保护大脑。

● 老年性痴呆的营养预防

目前治疗老年性痴呆较为困难，但科学的饮食可预防该病的发生。

（1）大量摄入维生素 B_{12} 和叶酸，有利于预防最常见的早发性痴呆。富含维生素 B_{12} 的食物有香菇、大豆、鸡蛋、牛奶、动物肝肾以及各种发酵的奶制品（如酸奶）；含叶酸丰富的食物包括绿叶蔬菜、柑橘类、番茄、菜花、西瓜、菌类、酵母、牛肉、动物肝肾等。经常摄入适量上述食物，对预防本病有一定作用。

（2）增加磷脂酰胆碱（卵磷脂）的摄入。老年人记忆力减退，其原因与乙酰胆碱含量不足有一定关系。乙酰胆碱是神经系统信息传递时必需的化合物，人脑直接从血液中摄取磷脂酰胆碱，将其转化为乙酰胆碱。如果长期补充磷脂酰胆碱可减缓记忆力衰退的进程，预防或推迟老年性痴呆的发生。在人们的食谱中，大豆及其制品、鱼脑、蛋黄、猪肝、芝麻、山药、蘑菇、花生等都是富含磷脂酰胆碱的食物。

（3）增加优质蛋白质供给。为保证人体对蛋白质的需求，食物中的动物性优质蛋白质应占蛋白质总量的 50%，特别是海产品，如鱼等。海鱼富含 DHA，据研究，患各种程度痴呆症的人，血液中 DHA 的含量平均比正常人少 30%～40%。因此，多吃含 DHA 较多的鱼，尤其是高油脂的海鱼，如鲑鱼、鳟鱼和鱿鱼等，可有效地预防痴呆症。如果以素食为主，则应补充黄豆及其制品，每天不应少于 60 克。

（4）尽可能避免过量的铝和铜摄入。食物中并不含有过多的铝，但一些食物添加剂中常有铝，家用酵母粉、盐汁食物固定剂、干酪和苏打饼干中也含有铝，其量虽不太大，却值得老年人注意，不可长期或过多食用。饮水中铝的含量也不可忽视，地表水含铝并不多，但近年来日趋严重的酸雨，可使地质中的铝溶化进入水中，从而造成人们过多地摄入铝。现代烹饪炊具不少为铝制品，如果经常将过酸过咸的食物放在这种炊具中过久存放，就会使铝深入食物而被吸收。老年人在日常生活中必须注意这些造成摄入铝过多的不利因素。

如果是高铜引起的老年性痴呆，除应积极治疗肝豆状核变性病（肝脏合成铜蓝蛋白能力低于正常人，使铜大量沉积在大脑等器官）外，还要限制富含铜的食物的摄入，如可可粉、干茶叶、动物肝脏、核桃和芝麻酱等。

（5）常食大豆。大豆含有丰富的异黄酮、皂苷、低聚糖等活性物质。美国科学家对大豆异黄酮的脑保健作用进行了为期 3 年的动物试验，结果发现，与人类亲缘关系较近的灵长类动物"恒河猴"，若长期摄食大豆异黄酮则极少发生老年性痴呆症，而对照组发病率则与人类近似。大豆异黄酮的化学性质极为稳定，无论炒、煮、炖均不会破坏其结构，也不会影响其效果。所以，常食大豆食物不仅可以摄取充分的植物性蛋白质，预防高脂血症、动脉硬化，还有预防老年性痴呆等功效。

（6）多吃富含锌、锰、硒、锗类的食物，如贝壳类等海产品、鱼类、乳类、豆类、坚果类、蚕蛹、大蒜、蘑菇等，对预防老年性痴呆的发生是很有益的。

（7）其他：戒烟酒。吸烟不但会增加老年病的发生率，也会减弱镇静药、安眠药的作用，影响抗抑郁药的疗效。过量饮酒，不但会使肝、脑细胞受到损害，也易促发动脉硬化，还可使大脑由兴奋转向抑制，诱发疾病或加重病情。